Confiance en soi

Comment Prendre Conscience de Sa Valeur, Construire une Confiance en Soi Indestructible, Être Enfin Soi-Même et Élever Son Estime de Soi

Camille Corbeil

Sommaire

Introduction

Au moment d'ouvrir ce livre, votre estime de vous, votre confiance en vous, ne sont sûrement pas ce qu'elles devraient être. Lorsque vous entrez dans une pièce emplie de personnes que vous ne connaissez pas, c'est le cauchemar. L'idée même de parler en public vous serre la gorge et vous ne vous sentez pas à la hauteur des projets que vous aimeriez tant réaliser. Vous voyez la vie comme une énorme vague qui s'approche de vous et sur laquelle vous n'avez pas de contrôle. Cette boulangerie que vous souhaiteriez ouvrir, ce commerce écoresponsable que vous aimeriez créer... L'idée de faire ce genre de choses vous fait tout simplement rêver. Mais vous ne vous imaginez pas une seule seconde capable de mettre tout ceci en place. Au contraire, vous attendez de gagner au loto, pour être riche et enfin mener la vie que vous avez toujours voulu vivre. Physiquement aussi, vous attendez de perdre vos kilos superflus, d'avoir les dents plus blanches pour avoir à nouveau confiance en vous.

Voici une révélation importante : les choses ne fonctionnent pas de cette manière. Au risque de vous décevoir, je vais vous apprendre quelque chose. Ce qui vous empêche de terminer ce que vous commencez, c'est la peur. Et votre peur est nourrie par vos fausses croyances. Par les moqueries que vous avez entendues lorsque vous étiez plus petit. Le manque de confiance en soi est responsable de tellement de maux dont vous n'avez même pas idée ! Et, en plus de vous gâcher la vie, le manque d'estime viendra également entamer durement vos relations avec les autres. Même dans votre vie intime, vous vous demandez peut-être pourquoi vous êtes si possessif et suspicieux à l'égard de votre partenaire. Pourquoi, lorsque vos amis réussissent ou bien brillent plus que vous, cela vous dérange.

Écoutez-moi !

Cela n'a qu'un seul nom : le manque de confiance en vous. En comblant votre manque de confiance et en travaillant votre estime, vous deviendrez une personne différente. Vous penserez différemment, vous entreprendrez différemment et surtout, vous aimerez différemment. La confiance est la clé qu'il vous manque pour ouvrir toutes les portes que vous avez laissées jusqu'ici fermées. Et, à travers ce livre, vous trouverez des solutions pour y arriver. Comment ?

Tout d'abord, nous allons définir ce à quoi ressemble la confiance en soi et quel rôle elle joue dans votre vie personnelle, mais aussi et surtout professionnelle. Nous verrons également qu'une bonne confiance en soi est source de nombreux bénéfices, tant sur la santé physique que mentale. Nous verrons qu'elle est essentielle pour réussir et vivre une vie heureuse et épanouie.

Ce livre vous montrera aussi que la confiance en vous-même est une affaire personnelle et que c'est de votre propre responsabilité. Même si c'est un « game changer », vous rebattez vos cartes, car l'estime se travaille et s'améliore. Vous comprendrez, par ailleurs, d'où peut potentiellement venir votre manque de confiance en vous. En réfléchissant aux racines de ce mal, vous serez plus conscient et ferez plus attention à la manière dont vous vous traitez. Nous verrons, de plus, que bien que votre estime de vous-mêmes soit votre mission, de multiples facteurs extérieurs ont également des répercussions sur la façon dont vous vous voyez. Savoir identifier ces facteurs vous aidera à vous en éloigner et ainsi à vous faire moins de mal.

À la fin de ce livre, je vous donnerai des clés et des exercices à faire chez vous, pour améliorer votre confiance en vous et vous reconnecter avec vous-même. En choisissant ce livre, vous avez fait le choix d'être à nouveau votre meilleur ami. Si vous jouez le jeu et que vous acceptez de croire que vous êtes la seule personne capable de vous redonner confiance, alors, je vous en fais la promesse : votre vie va changer.

Chapitre 1 - Ce que la confiance en soi peut vous apporter

Dans ce chapitre, nous allons nous intéresser à ce que la confiance en soi apporte dans la vie de tous les jours. Nous verrons qu'elle est avant tout une compétence de vie, mais également un état d'esprit. Elle est un trait de caractère décisif recherché dans le leadership, par exemple. Nous aborderons en surface la sophrologie, qui permet de traiter le manque de confiance. Nous verrons aussi qu'avoir trop de confiance peut être tout autant néfaste que de ne pas en avoir du tout. Car, si la confiance en soi est importante, elle est décisive dans la majorité des actions que nous mènerons tout au long de notre vie.

Imaginez-vous être pilote d'avion et n'avoir aucune confiance en vos aptitudes ? En plus d'être dans le doute, vous mettrez votre équipage en péril et n'utiliserez pas vos compétences correctement. Il en est de même pour votre vie en général. La confiance en soi est cruciale. Et, bonne nouvelle... elle se travaille !

La confiance en soi comme compétence de vie.

Qu'est-ce que la confiance en soi ?

La confiance en soi, c'est être persuadé que nous saurons prendre le contrôle de notre vie et faire les bons choix qui nous guideront vers notre épanouissement personnel. Autrefois, des théories diverses stipulaient que la confiance était quelque chose d'inné. Si nous en avions, tant mieux. Et si nous n'en avions pas, tant pis. Aujourd'hui, nous savons que la confiance en soi est comme une compétence qui se travaille et se forge, au fil du temps et des expériences vécues. Si vous doutez sans cesse de vous-même, si vous pensez que l'opinion des autres est plus importante que la vôtre. Dans l'éventualité où quelqu'un vous fait un compliment, vous avez énormément de mal à l'accepter, la mauvaise nouvelle est que vous manquez de confiance en vous. Cependant, pas de panique, cela n'est pas irréversible, et ce livre vous donnera des clés pour devenir votre meilleur ami et votre plus grand supporter.

Également perçue comme un trait de caractère, la confiance en soi peut vous donner l'air d'être quelqu'un de positif ou bien, a contrario, quelqu'un de négatif. En effet, imaginez-vous vivre une situation dans laquelle rien ne se passe comme vous l'aviez envisagé. Dans mon cas, je pourrais parler de mon voyage autour du monde, prévu depuis cinq ans, mais avorté après quatre mois. Rien de tout ce qui s'est passé durant ce périple et après, n'avait été planifié.

Pire ! Si quelqu'un m'avait dit qu'au lieu de rouler sur les routes du monde à vélo, libre et heureuse, je me retrouverais dans un café, à travailler pour payer les dettes d'un accident de voiture, je n'y aurais jamais cru. Avec le manque de confiance en moi que j'avais à ce moment-là, il m'a été totalement impossible d'envisager de meilleurs scénarios ou bien même de relativiser les choses.

Je ne faisais que de me dire… « J'ai gâché ma vie et je ne m'en remettrai jamais ».

La confiance en soi est réellement un état d'esprit. Nous pouvons la cultiver, l'améliorer et en avoir parfois un peu plus ou un peu moins que d'autres. Cependant, en avoir durant les moments difficiles ou dans les situations compliquées est extrêmement crucial. Cela peut devenir un réel atout. Si vous ne faites que de vous dévaloriser, vous traiter de moins que rien et que vous êtes persuadé que vous êtes un incapable, cela risque bien de devenir votre réalité. Henry Ford, célèbre industriel américain, a dit : « L'homme qui pense être capable et l'homme qui pense être incapable ont tous les deux raison. Lequel êtes-vous ? »

La confiance en soi est également un critère professionnel important, notamment dans les postes dans lesquels le leadership est requis. Et pourquoi, d'après vous ? Imaginez être à la tête d'une équipe et, à chaque fois que vous devez prendre la parole, vous vous mettez à bégayer. Qu'un conflit éclate au sein du personnel et qu'il faille trouver des solutions rapidement. Qu'est-ce que vos collaborateurs vont penser s'ils se rendent compte que vous n'êtes pas sûr de vous ? Dans le monde du travail, confiance rime avec compétences. Que faire alors, si vous avez étudié durant plusieurs années, que vous êtes armé de diplômes, mais n'avez pas une once de confiance en vous ? Je suis désolée de vous l'apprendre, mais vous aurez moins de chance d'être choisi qu'une personne moins diplômée, mais sûre d'elle. Nous verrons d'ailleurs plus tard, dans les chapitres qui vont suivre, que la gestuelle traduit votre manque de confiance en vous. Si vous manquez d'assurance au travail, vous finirez par vous faire manger. Vous n'arriverez pas à asseoir votre autorité et vous serez finalement sans doute remplacé.

Cependant, avoir trop confiance en soi est tout autant nuisible. Nous allons voir en détail les traits de caractère d'une personne qui éprouve un peu trop de confiance. Et nous allons comprendre pourquoi cela est tout autant toxique qu'une personne qui en manque.

Premièrement, les personnes avec trop de confiance pensent que leur manière de faire est la seule valide. Elles ne changeraient pour rien au monde et n'écoutent que d'une oreille les conseils des autres. Ces personnes ont tendance à en rajouter un peu, pensant qu'elles savent mieux que les autres et que la vie n'a plus rien à leur apprendre. Elles avancent alors dans la vie, sûre d'elles, grisées et peut-être un peu blasées. Dans le monde professionnel, j'ai souvent eu affaire à des personnes de ce genre. Celles-ci exerçaient pour la plupart un poste à responsabilité. Les conclusions que j'en ai tirées étaient que leur façon d'agir et de parler se révélait rapidement un peu exaspérante. Je me souviens notamment d'une journée au cours de laquelle notre chef avait été remplacé par quelqu'un d'autre. Et justement, cette personne est arrivée les mains dans les poches, prête à imposer sa manière de faire aux employés. Cette situation, en plus du changement de direction, a été très mal perçue par mes collègues et par moi-même. Comment quelqu'un qui ne nous connaissait pas, se permettait d'arriver et de n'écouter rien d'autre que son propre avis ? Alors bien sûr, si cette personne était arrivée avec un manque cruel de confiance en elle, peu sûre d'elle, la voix tremblante, nous nous serions aussi dit : « Mais que va-t-on bien devenir ? » L'un et l'autre de ces exemples sont une preuve qu'une sur-confiance ou qu'un manque total de confiance sont deux situations néfastes. L'équilibre, je pense, est d'être sûr de soi, mais capable de faire preuve d'assez d'empathie et d'ouverture d'esprit pour écouter ce que les autres ont à dire. Frédéric Nietzsche, célèbre philosophe, a d'ailleurs dit : « Ce n'est pas le doute, c'est la certitude qui rend fou ».

De plus, attention à ne pas s'y méprendre, un trop plein de confiance cache parfois un terrible manque de confiance. Lorsque j'ai commencé la photographie professionnelle, c'est-à-dire dans le but de la commercialiser, j'ai adopté une attitude tout à fait particulière « Fake it until you make it ». Je ne jurais que par cette expression en forme de devise et je me disais qu'en faisant semblant de maîtriser la situation, j'allais tôt ou tard vraiment la maîtriser. Si je recommande cette méthode pour les personnes qui connaissent déjà leur domaine, mais qui ont besoin d'une petite dose de confiance supplémentaire, je la déconseille totalement pour les personnes qui ne connaissent encore rien au domaine dans lequel elles souhaitent se spécialiser. La confiance ne compense pas le manque de connaissance. Je l'ai appris à mes dépens et à... mes dépenses ! En effet, au lieu de me concentrer sur des techniques de photographie, sur le rôle de la lumière et toutes ces choses essentielles, je passais ma vie sur les réseaux à regarder quelle caméra utilisaient les personnes qui avaient le plus d'abonnés sur Instagram. Je négligeais entièrement le rôle de la lumière en me disant « Moi aussi, je saurais prendre ce genre de photo si j'avais le matériel adapté ». Puis ma route a, par hasard, croisé celle d'un photographe à la renommée internationale. Il avait photographié les membres du gouvernement de son pays, avait beaucoup de clients et travaillait dans ce domaine depuis plus de dix ans. J'ai remarqué que son appareil était plus ancien que le mien, qu'il était humble malgré son impressionnant portfolio et qu'il continuait d'apprendre encore aujourd'hui. Je suis reconnaissante de l'avoir connu, car, sans lui, j'aurais continué à prendre ce chemin sur lequel je mettais toute ma confiance dans le matériel au lieu de le mettre sur mes compétences.

D'ailleurs, le manque excessif de confiance peut conduire à des situations dangereuses. Dans mon entourage, j'ai une amie qui, après de nombreux échecs sentimentaux et professionnels, a complètement perdu confiance en elle. Elle a récemment été engagée dans un poste d'assistante de direction et chaque fois que son chef lui demande de faire une tâche, son monde s'écroule. Elle m'appelle et me dit... « Je suis sûre qu'ils vont se rendre compte que je ne sais rien faire. Ils m'ont engagée par pitié ». Son discours me fait de la peine, mais me montre aussi qu'avec le manque de confiance, nous n'allons nulle part. Dans cette situation, une personne normale qui ne souffre ni de trop, ni de trop peu de confiance en elle, exécuterait la tâche demandée et demanderait ensuite un commentaire en retour, pour améliorer la fois prochaine.

Pour la petite histoire, j'ai vécu moi-même l'expérience du manque de confiance, mais cette fois-ci en voiture. Durant un été, j'ai emmené un membre de ma famille à son travail. À cette période, je ne me sentais pas dans les meilleures conditions de vie. Je venais de rentrer de voyage, je n'avais pas de domicile fixe et je me demandais à quoi allait ressembler mon futur. Je me sentais nulle et j'avais le sentiment d'avoir tout raté. La personne que je conduisais au travail avait tendance à avoir un avis négatif sur tout ce que j'entreprenais dans ma vie. Au moment de prendre la route, à un croisement, mon passager a hurlé... « TU ROULES TROP À DROITE, ATTENTION ! » Cela m'a tellement effrayée que je ne savais plus conduire. Il m'a fait perdre toute confiance en mon aptitude à la conduite. Sept jours plus tard, j'ai eu un accident de voiture. Alors, je ne dis pas qu'il est responsable dans cette histoire, mais simplement que, lorsque nous perdons confiance, cela peut affecter de nombreux aspects de notre vie.

D'ailleurs, en sophrologie, nous parlons d'inversion. Lorsque nous sommes inversés, nous œuvrons contre notre bien-être, nous pratiquons l'auto-sabotage et nous ne sommes plus maîtres de notre conscience. De nombreux sportifs de haut niveau ont recours à la sophronisation pour se réaligner. Cette thérapie mélange la méditation et travaille avec le souffle. Pour l'avoir essayée de multiples fois, cette méthode m'a toujours aidée à reprendre le contrôle de moi-même. D'ailleurs, le test que la sophrologue fait, afin d'estimer votre inversion, est de nous demander de tendre le bras. Elle nous dit de répéter des phrases courtes telles que... « Je suis Camille... » Puis dès que nous prononçons les mots, elle appuie sur notre bras. Si celui-ci descend sans résistance, cela veut dire qu'il y a de grandes chances que nous soyons dans une inversion. Elle réalise aussi des tests, avec la phrase « Je m'aime et je m'accepte comme je suis ». Il faut ensuite quelques séances pour vous ancrer à nouveau dans le présent et vous accepter, tout en comprenant d'où vient l'inversion.

Nous avons donc vu, dans ce chapitre, que la confiance en soi était tour à tour un trait de caractère, un état d'esprit, une compétence professionnelle et que, si elle était utilisée à outrance, elle pourrait être tout aussi néfaste qu'un manque d'assurance. Vous n'êtes encore qu'au début de votre chemin, en route pour être votre meilleur ami et plus grand supporter. Ce que vous devez absolument comprendre après la lecture de ce chapitre, c'est que tout est une question d'équilibre et que vous êtes le seul créateur de votre réalité.

Chapitre 2 - Ce que la confiance en soi offre à l'humanité

Nous allons voir dans ce chapitre ce que la confiance en soi, utilisée à bonne dose, offre comme avantage dans la vie de tous les jours. Vous verrez également que cela a un impact sur la santé physique et mentale et que l'estime de soi permet d'atteindre ses objectifs de vie. Afin de rythmer ce chapitre et que vous compreniez davantage les enjeux d'une bonne estime de soi, j'y ai incorporé certains témoignages et citations de personnes reconnues et influentes.

Bien que vous en sachiez d'ores et déjà un peu plus sur ce qu'est la confiance en soi, il est important de rappeler les quelques éléments qui constituent sa définition. Il y a d'abord la notion d'écoute. La personne qui doute d'elle-même constamment ne s'écoute pas. Au contraire, elle écoute les autres. Ses amis, sa famille, son conjoint. Tout cela donne lieu à un joyeux méli-mélo qui fera taire, de plus en plus, sa petite voix intérieure et son intuition. C'est pourquoi, se faire confiance, c'est avant tout avoir la capacité de s'écouter.

Je me souviens d'un jour particulier, alors que je m'apprêtais à acheter un appareil électroménager d'occasion sur Internet. J'avais échangé avec le vendeur et quelque chose dans sa voix ne sonnait pas juste. J'avais l'étrange sentiment qu'il s'agissait d'une arnaque. Pourtant, mon conjoint ne cessait de me persuader que c'était une bonne affaire et que je devais arrêter d'être « paranoïaque ». Si bien que j'ai fait taire ma voix intérieure, car, de toute façon, je n'avais pas pour habitude de l'écouter. Et cela n'a pas manqué. Lorsque je suis arrivée sur le lieu de rendez-vous convenu, à plusieurs heures de route de chez moi, l'appareil était cassé et le vendeur extrêmement impoli. Heureusement, j'y étais allée accompagnée, j'ai ainsi pu mettre un terme à la transaction très rapidement. Mais cette histoire m'a prouvé que je ne m'écoutais pas assez. Avoir confiance en soi, c'est se reposer sur soi-même. Être certain de ce que nous ressentons et valider nos émotions, tout seul comme un grand.

« S'inquiéter, c'est littéralement parier contre soi-même. » Terrence McKenna

Saviez-vous qu'avoir confiance en soi est la clé du bonheur ? Dans tous les cas, c'est l'une des étapes les plus importantes vers et pour une vie équilibrée.

La confiance en soi vous apporte…

Moins d'anxiété pour l'avenir : avoir confiance, c'est regarder la situation actuelle et future d'une totale autre perspective. C'est accepter le présent et se dire « Quoiqu'il arrive tout ira bien. J'ai toujours su faire face aux éléments extérieurs et ceux-là ne peuvent pas m'atteindre. » Cette façon de penser vous sauvera de bien des douleurs intérieures. Car l'inquiétude à outrance peut causer de la dépression, ce qui n'est pas à prendre à la légère. Choisissez de vous faire confiance et de voir le verre à moitié plein.

De la motivation : en choisissant de vous faire confiance et d'entreprendre plus de choses en relation avec votre épanouissement personnel, vous cultivez un ensemble de petites victoires.

Celles-ci vous donneront toujours plus de confiance et un cercle vertueux prendra place dans votre quotidien. Bien sûr, des doutes continueront de surgir, mais vous les écouterez de moins en moins, car vous saurez de quoi vous êtes réellement capable.

De la résilience : le mythe de la confiance en soi est qu'avec de la confiance, vous pouvez réussir tout. C'est faux. La confiance en soi se tient dans le fait de tomber et de se relever avec la certitude encore plus forte que nous sommes en route vers le bonheur. La résilience est d'ailleurs un élément dopé par la confiance. Vous offrant le fait de savoir vous adapter, peu importe la situation, être capable de faire face et de sortir la tête de l'eau. En étant toujours plus résilient, vous aurez de moins en moins peur de l'échec et des obstacles de la vie. Cela vous permettra d'essayer de nouvelles choses et de prendre plus de risques. La confiance en soi est comme un jeu de dominos en équilibre, dès que le processus s'enclenche, suivent un mécanisme qui, chez vous, sera fait de petites victoires et d'accomplissements heureux.

De meilleures relations : la plupart d'entre nous a déjà connu cela. Nous entrons dans une salle remplie de monde et nous sentons tous les regards braqués sur nous. Si pour certains, cela n'est « pas si terrible », pour ceux qui manquent de confiance, c'est carrément l'épreuve du feu.

« Que peuvent-ils bien penser de moi ? » « J'ai l'air ridicule, la honte ! » « Ai-je quelque chose de travers ? »

Le manque de confiance est contagieux, vous ne pouvez le cacher à quiconque, les autres le sentent. C'est pourquoi, prendre de l'assurance permet d'entretenir de meilleurs rapports avec les autres. Nous sommes aussi plus concentrés sur le discours de l'autre. Nous cessons de nous demander « qu'est-ce qu'on peut bien penser de nous », et nous sommes ancrés dans le moment présent et les paroles de notre interlocuteur ont toute leur valeur.

Plus d'authenticité : je connais une personne dans mon entourage, qui n'est plus elle-même, en public. L'intonation de sa voix change, elle crie, elle est extravertie et elle joue l'idiote totale, alors que c'est une personne très intelligente. Il m'arrive aussi parfois d'agir comme cela en public. Ce comportement extraverti cache parfois un cruel manque de confiance en soi. Ainsi, pour masquer ses propres insécurités, la personne en fait « des tonnes » et se crée un rôle sur mesure. Avoir de l'assurance et vous considérer en tant que personne vous permettront de vous montrer au monde tel que vous êtes. Vous ne craindrez pas de montrer vos faiblesses et encore moins d'affirmer vos points forts.

Avoir confiance en soi est un long chemin, mais qui, une fois atteint, vous offre de nombreux avantages tant physiques que psychologiques.

En effet, l'estime de soi est directement liée à l'amour que vous éprouvez pour vous-même. Le « self-love » est trop souvent considéré comme une tendance uniquement populaire sur les réseaux sociaux et que ce n'est pas si capital dans la « vraie » vie.

Pourtant, la majorité de vos maux est en lien direct avec l'estime que vous vous portez. Pensez par exemple à votre hygiène de vie. Quelqu'un qui s'aime et se témoigne de l'importance fera attention à son alimentation et à ce qu'il mange. Il considérera son corps comme quelque chose de sacré, à entretenir sur le long terme. De multiples personnes qui souffrent de désordres alimentaires et de surpoids ont pour réflexe de se priver de manger pour maigrir. En vérité, la cause d'un désordre alimentaire est en grande partie liée à un déséquilibre psychologique. Lorsque j'étais anorexique puis boulimique, je me souviens que je ne m'estimais pas du tout. Si je ne pesais pas le poids que je m'étais fixé, ma valeur changeait instantanément. Et mon discours intérieur était terrible. « Je ne vaux rien, je suis grosse et moche. »

La confiance en soi a donc une incidence directe sur votre hygiène de vie. Il arrive aussi que, pour combler le manque d'amour que nous portons à nous-même, nous ayons recours à des drogues. Je me souviens avoir régulièrement parlé avec des personnes qui me disaient être incapables de sortir le week-end sans boire de l'alcool ou prendre de l'ecstasy. Grâce à cela, ils se sentaient plus beaux, plus assurés et quoiqu'ils fassent ce soir-là, ils n'étaient pas vraiment eux. Ces drogues leur donnaient la sensation d'être quelqu'un d'autre. Avoir confiance en soi, c'est aussi prendre la responsabilité de s'affirmer. Mentalement, se donner de l'amour permet d'éviter le chemin de la dépression. C'est avec la confiance en soi que vous atteindrez vos objectifs de vie.

« Agis comme si tu faisais la différence. Tu la fais. »
William James

William James, célèbre psychologue et philosophe américain des 19e et 20e siècles, a développé une théorie selon laquelle le corps et l'esprit sont intimement liés. Une émotion se crée à la suite de changements physiologiques, eux-mêmes déclenchés par des événements externes. Laissez-moi vous donner un exemple avec lequel vous pourrez faire le lien entre cette citation et la confiance en soi.

Il y a quelques années, j'essayais de lancer mon activité indépendante de photographe. Je n'avais pas encore de demandes de clients et à chaque fois que je prenais une photo de quelqu'un ou de quelque chose, je me disais intérieurement…

« Mais à quoi cela sert ? De toute façon, il y a déjà bien assez de photographes, cette photo ne va changer la vie de personne. » Je ne croyais pas du tout qu'un jour, je puisse moi aussi vivre de ma passion. À cela, s'ajoutait le syndrome de l'imposteur, cousin proche du manque de confiance en soi. « Je n'ai pas fait d'école de photographie, personne ne va venir chez moi. Je ne suis pas légitime ! »

Alors… Je laissais mon portfolio rempli à moitié, je ne créais pas mon site Internet et personne, à part mes amis proches, ne savait que je faisais de la photo. C'est pourquoi je ne recevais aucune demande et que je continuais à me plaindre de ne « pas avoir de succès ». Le manque de confiance en soi est un cercle vicieux. Il nous empêche de passer à l'action et donc d'avoir du succès dans ce que nous voulons faire. Il arrive finalement à nous convaincre de lui donner raison. Non, nous ne sommes pas assez bien pour faire ce que nous voulons faire.

Ce que William James voulait dire dans cette citation est que, lorsque vous désirez faire une chose pour votre succès, comme prendre une photo, aller courir trente minutes, suivre un cours de chant, apprendre une nouvelle langue, les petites actions font la différence, même si, sur le moment, elles semblent insignifiantes. Et si, à chaque fois que vous souhaitez entreprendre une quelconque action, une petite voix vous dit... « Mais cela ne sert à rien ! » Sachez que ce sont les voix du manque de confiance en vous-même et de la peur qui tentent de vous dissuader de quitter votre zone de confort.

« Ce que les gens détestent le plus est l'indécision. Même si je ne suis pas complètement sûre, je prétends que je sais exactement de quoi je parle et je prends une décision. » Anna Wintour

Anna Wintour, la papesse de la mode, a atteint le Graal en tant que rédactrice en chef du magazine Vogue lorsqu'elle avait 37 ans. Nous parlons souvent des gens qui réussissent avant leurs 30 ans, mais le succès peut venir bien plus tard. Avec cette citation, Madame Wintour parle sûrement par expérience. L'indécision est le signe d'un manque de confiance. Si elle en avait fait preuve lors de son ascension pour devenir rédactrice en chef, il y a fort à parier qu'elle ne serait pas là où elle en est aujourd'hui. L'estime de soi et la confiance doivent perdurer, même si nous n'en sommes pas encore là où nous aimerions être à 30 ans, 40 ans, 50 ans.

L'acteur Samuel Jackson a obtenu son premier rôle à l'âge de 46 ans, après avoir été accro à différentes drogues. La confiance vous mènera toujours à bon port.

Nous avons donc vu dans ce chapitre les avantages d'une bonne estime de soi et les ravages qu'elle provoque quand elle trop peu présente. En effet, un manque de confiance entraîne de l'anxiété qui, elle-même, peut mener à la dépression. Nous avons aussi vu que le corps est relié à l'esprit et que l'estime de soi permet de maintenir un équilibre entre ces deux éléments. Avoir confiance en soi, c'est être à l'écoute de soi, et en conséquence se connaître et faire de meilleurs choix en matière de santé par exemple.

Chapitre 3 - Une compréhension plus profonde de la confiance en soi

Dans ce chapitre, nous allons voir d'un peu plus près que la confiance en soi est avant tout un choix personnel. Nous verrons en effet que tout dépend de nous et que, quelles que soient les conditions extérieures, il ne tient qu'à nous de nous faire confiance ou non. Nous verrons aussi que la confiance en soi est un élément clé qui peut radicalement changer notre façon de voir les choses, et même de vivre. Enfin, bien que l'estime de soi ne semble être réservée qu'aux personnes qui rencontrent déjà du succès, nous verrons que c'est une habitude qui s'apprend, se cultive et qui donne ses meilleurs fruits.

La confiance est un choix personnel.

Il y a quelques années maintenant, j'ai suivi un séminaire sur la confiance en soi. Cette journée avait pour but de « tomber amoureux de la meilleure version de nous-mêmes ». Mon amie avait dû faire des pieds et des mains pour m'y emmener, car j'étais très sceptique au vu de ce genre d'intitulé, un peu trop chamanique à mon goût. Pourtant, pendant le cours, j'ai rencontré des personnes comme moi, se disant victime de leur manque de confiance en eux. Cet atelier a radicalement changé ma manière de voir l'estime de soi.

En effet, pour la première fois, quelqu'un nous disait que si nous n'avions pas confiance en nous, cela était notre faute à nous et pas celle des autres.

Voici la théorie que nous a transmis notre enseignante. Selon elle, la confiance en soi est avant tout une intention. Celle-ci mobilise trois actions, être, avoir et faire. L'erreur la plus commune que font les gens est qu'ils veulent avoir confiance en eux pour faire ce qu'ils ont toujours désiré faire. Or, les verbes avoir et faire ne sont pas les verbes appropriés pour une telle intention. Pourquoi ? Simplement parce que ces verbes engagent un facteur extérieur. Par exemple, imaginons que vous n'ayez plus d'acné. Cela vous donnera de la confiance en vous. Imaginons maintenant, qu'à la suite d'une grossesse ou d'une jambe cassée, vous ne puissiez plus vous entraîner et que vous preniez beaucoup de poids, cela vous fera à nouveau faire perdre confiance. C'est semblable pour ce qui est du verbe faire. Si c'est le fait d'exercer une activité au sein d'une banque qui vous donne confiance, alors imaginez perdre votre emploi. Que se passera-t-il ?

Le but de l'exercice n'est pas d'envisager le pire scénario et de s'entraîner à l'éviter. L'exercice est de prendre conscience que lorsque nous basons l'estime de soi sur ce que nous avons et ce que nous faisons, il y a de grands risques que nous ne construisions qu'une estime conditionnelle. Or, l'enseignante voulait avant tout que nous construisions une confiance en nous inconditionnelle. Et c'est là qu'elle a introduit la notion d'être. Le terme approprié ne serait donc plus avoir confiance en soi ou faire quelque chose qui nous donne confiance, mais plutôt être « confiance en soi ». En étant « confiance » et « estime », nous nous construisons contre les éléments extérieurs qui viendraient se mettre au milieu de notre route. C'est comme cela que nous avons compris que notre estime de nous ne dépendait que de nous-mêmes.

Et je dois vous avouer que c'était rassurant. De se dire que quoiqu'il arrive, nous sommes maîtres de nos destins et que nous ne pouvons mettre la faute sur personne d'autre que nous, lorsque la confiance nous fait défaut, était plus qu'intéressant.

Cependant, même si ce fut rassurant au début, cela est devenu ensuite une pression supplémentaire dans la vie de tous les jours. En effet, c'est bien beau de se dire que nous sommes maîtres de notre confiance intérieure, mais la société, de son côté, ne fait rien pour nous aider à l'entretenir. Allez sur Instagram, que verrez-vous en premier ? Pour ma part, et même si j'essaie de restreindre ce contenu au maximum, je vois des femmes plus jeunes que moi, plus riches que moi et plus sportives que moi, amoureuses et bien sûr, toujours en vacances. Et pour mon travail de photographe, c'est la même chose.

Je suis des photographes qui sont également plus jeunes que moi et qui ont du succès. Comme si cela leur était tombé dessus et qu'ils avaient eu beaucoup de chance. Je rencontre ce genre de récits de réussites exclusivement sur Instagram et TikTok. À ce moment-là, je me demande « Y a-t-il des personnes comme moi, qui, à la fin de la journée, se roulent en boule dans leur lit et pleurent ? Y a-t-il des personnes comme moi qui investissent plus de temps et d'argent qu'elles n'ont de retour sur investissement ? »À travers ces réseaux, je vois très peu de personnes montrer leurs propres coulisses. Et je suis la première à ne pas le faire. Je ne publie que mes victoires sans montrer mes faces cachées, tous les efforts fournis ainsi que les nombreux échecs avant d'arriver à un bon résultat. Nous pouvons supposer que sur les réseaux sociaux, le résultat sera donc toujours le même. Et nous allons continuer à nous comparer, nous dévaloriser et... perdre confiance. De ce fait, oui, il est de notre responsabilité de conserver notre estime intacte, mais aussi de se laisser respirer et ne pas se mettre trop de pression. Cela demande énormément de conscience de soi pour ne pas se laisser influencer par les diktats de la société contemporaine.

La confiance en soi change la vie

Maintenant que vous savez que vous êtes la propre solution de votre problème, il est temps de se pencher sur la manière dont vous pouvez utiliser la confiance en soi pour qu'elle change votre vie, notamment au travail.
Posez des questions. Les gens qui n'ont que très peu de confiance en eux ont tendance à penser que s'ils ont réussi à décrocher leur travail, c'est uniquement parce qu'ils ont eu un coup de chance. Ils évoluent au bureau discrètement, avec la peur d'être « démasqués ». La peur que leur hiérarchie ne se rende compte de son erreur de les avoir engagés et fasse soudainement marche arrière. La personne qui a peu confiance en elle feint alors de tout savoir, car elle n'oserait jamais poser de question, pensant que cela démontrerait son incompétence. Ce comportement est extrêmement toxique d'une part et peut conduire à des erreurs humaines d'autre part. J'ai connu une personne comme cela dans mon entourage. Elle ne posait aucune question et se sentait comme un imposteur.

Au bout de trois mois de présence, elle m'assurait n'avoir toujours pas compris ses tâches et chaque dimanche soir, elle avait une peur bleue de retourner au travail le lendemain. Ce sentiment l'a rapidement envoyée en dépression et elle n'était plus capable de travailler du tout. Et vous ? Je vous propose de changer votre état d'esprit. De vous convaincre fermement que si vous avez eu cet emploi, c'est parce que vous le méritez et que vous avez les épaules pour le faire. Une fois cette façon de penser ancrée fortement dans votre esprit, posez vos questions. Demandez un entretien avec votre supérieur si nécessaire. Ne craignez pas d'être vulnérable et n'ayez pas peur de vos doutes et de vos erreurs, même si la société vous pousse à penser le contraire. Dire « Je n'ai pas compris, répète-le-moi s'il te plaît » est une des phrases les plus puissantes que vous pouvez dire. N'ayez pas peur non plus de paraître bête. Vous serez tellement reconnaissant d'avoir enfin compris vos tâches et aurez beaucoup moins peur d'aller au travail le lendemain. La devise anglaise qui dit « Fake it until you make it », a pour moi moins de valeur et de puissance que celle qui dit : « Face it until you make it ».

Investissez-vous. Un trait de caractère des personnes qui manquent de confiance en elles, est qu'elles ont du mal à s'investir sur le long terme dans des projets, car elles sont convaincues que ceux-ci n'auront pas une issue positive. Elles ne se sentent pas capables, puisque, de toute façon, « elles ratent toujours tout ». C'est pour cela qu'au travail ou même dans la vie de tous les jours, il est capital de vous investir, quitte à vous challenger de temps à autre. Un nouveau projet va voir le jour dans votre secteur ? Demandez à votre direction d'en faire partie. Un nouveau mouvement écoresponsable voit le jour dans votre quartier ? Appelez-les et voyez ce que vous pourriez leur apporter. Attention, faites cela uniquement si c'est un projet qui vous intéresse et aiguise votre curiosité. Je sais que la photo m'a toujours intéressée. Cependant, j'ai constamment pensé que jamais je ne comprendrais quoi que ce soit, car c'était bien trop compliqué pour moi.

Alors, je n'ai jamais posé de questions poussées sur le sujet, ni pensé à apprendre. Avec du recul, et lorsque je vois tout ce que j'ai appris en l'espace d'un an, je me demande pourquoi je n'ai pas commencé plus tôt. Et cela me donne confiance en moi pour me dire que je sais maintenant utiliser ces flashes qui me paraissaient bien trop compliqués auparavant. Il n'y a qu'en allant en dehors de votre zone de confort que vous grandirez, que vous réussissiez ou non. Le résultat ne compte pas, c'est le voyage le plus important.

Demandez des feedbacks. Et ne les demandez pas à votre animal de compagnie ou à votre grand-mère, prête à vous donner le Saint-Esprit. Si vous pratiquez la danse, pour citer un exemple, n'hésitez pas à demander des conseils et des avis à des personnes qui font partie de ce milieu. Un ami m'a dit un jour d'éviter les 3 F. Friends, Fools et Family, c'est-à-dire éviter de demander leur avis sur quelque chose à vos amis, aux fous et à votre famille, car ils ne sont pas objectifs.

J'ai toujours montré mes photos à mes amis et j'ai toujours eu le même retour.

« Incroyable ! C'est magnifique ! Bravo ! Continue comme ça ».

Eh oui, je continuais comme ça, à ne demander l'avis subjectif que de ceux qui m'aimaient. Cependant, je me souviens de la première fois où j'ai eu assez de courage pour montrer mes photos à quelqu'un du métier, avec qui je travaillais et qui avait plus de quinze années de photographie derrière lui.

« C'est trop sombre, regarde cette partie du visage, cela ne va pas et cette pose n'est pas avantageuse. »

Ma première réaction a été de me sentir vexée. Je me suis dit intérieurement... « Mais qui est cette personne pour me juger ? ». Ma seconde réaction a été d'aller aux toilettes pour pleurer. Et ma troisième réaction a été de me dire... « Je devrais m'estimer chanceuse d'avoir l'avis en direct d'un grand photographe sur mon travail. » Toutefois, les personnes qui n'ont pas confiance en elles fuient la critique comme la peste. Et c'est compréhensible. Nous sommes déjà tellement durs et exigeants avec nous-mêmes, pourquoi devrions-nous nous infliger encore plus de souffrance avec les critiques des autres ?

Mais, en ayant davantage confiance en vous, vous comprendrez que ces critiques sont des opportunités pour vous améliorer et vous aurez de moins en moins de peine à demander l'avis des uns et des autres. Même au travail. Dire que vous ne savez pas, que vous avez besoin des connaissances des autres pour vous améliorer ne sont pas des aveux de faiblesse, mais bien au contraire, des preuves de maturité et de confiance en soi assumée.

Célébrez les petites victoires. Il est important que vous soyez votre plus grand supporter. Dans cette optique,

célébrez vos victoires comme vous le faites avec celles des autres. Prenez l'habitude de vous donner une tape dans le dos, de faire une liste de vos victoires de la semaine et de vous dire « bravo ». Si cela ne vous paraît pas naturel, mais forcé, c'est peut-être parce que vous ne vous voyez pas de la bonne manière. En effet, vous devriez petit à petit commencer à vous voir comme votre plus grand allié, votre meilleur ami. Votre esprit est connecté à votre corps et vous cohabitez tous les deux pour un nombre indéfini d'années.
Nous sommes tous constamment avec nous-même. Nous naissons seul, nous vivons seul et nous mourrons seul. Même si nous sommes très bien entourés et aimés dès le premier jour de notre vie.

Votre discours intérieur aura des incidences sur cette cohabitation, que vous le vouliez ou non. Faites preuve d'empathie et parlez-vous de la même manière que si vous parliez à un ami proche. Avec amour.

La confiance en soi est une habitude

Qui sont vos exemples de vie ? À qui aimeriez-vous ressembler en termes de confiance en soi ? Repensez à James Bond lorsqu'il entre dans un lieu et que tout le monde le regarde. Ou à Angelina Jolie dans Tomb Raider, sûre d'elle et indomptable. Ces figures du cinéma sont bien sûr des caricatures de la confiance en soi. Pourtant, c'est en poussant à l'extrême les habitudes de la confiance en soi que vous en construirez une à votre taille.
Mesurez votre ego. Les personnes qui ont confiance en elles n'ont pas raison tout le temps. Simplement, lorsqu'elles ont tort, elles l'admettent et cela n'entame en

rien leur confiance. Travaillez donc dans ce sens. Apprenez à admettre quand vous avez tort et à ne pas vous flageller pour autant. Apprenez aussi à dire tout haut vos inconforts sans craindre d'être trop franc ou incommodant.

Pardonnez votre passé. Nous le verrons dans le chapitre suivant mais, le manque de confiance en soi vient très souvent de votre passé. Pour ma part, je sais que cela vient de mon enfance et de l'histoire que mes parents m'ont racontée jusqu'à l'âge de sept ans. Le conseil que je vous donne ici pour bâtir de bonnes habitudes de confiance en soi est de pardonner votre passé et de vous en libérer. Si vos professeurs vous ont toujours dit que vous ne seriez jamais une bonne chanteuse, pardonnez-les et discréditez cette fausse croyance.

C'est identique, si vous avez été diagnostiqué dyslexique ou agoraphobe. Le discours sera « Je n'ai jamais pu réaliser ce rêve, car lorsque j'étais petit, on m'a dit... » est une excuse bien trop facile pour ne pas agir. Comme un passage interdit, vous ne devriez jamais vous autoriser à emprunter ce chemin. Vous êtes et définissez vous-mêmes vos propres limites.

Gare à la comparaison. Pour travailler votre confiance en vous, vous ne devriez vous comparer qu'à une seule personne, la personne que vous étiez hier. En tant que photographe, j'ai pris la fâcheuse habitude de me comparer avec mes pairs d'Instagram. Cependant, admettons que je sois au niveau trois de mon art, en quoi cela va-t-il m'être bénéfique de me comparer avec quelqu'un qui se trouve au niveau vingt ? Nous ne pouvons pas comparer des pommes avec des poires. Ce n'est pas la même échelle de mesure. C'est pourquoi, il est bien de noter sur une feuille de papier où vous en êtes et qui vous êtes aujourd'hui. Ce que vous souhaitez améliorer. Puis de reprendre ce papier un mois après, et de refaire le même exercice.

Ne vous prenez pas au sérieux. Ne craignez pas de rire de vous et prenez les choses comme un jeu. Aiguisez votre sens de la répartie. Imaginons que vous ayez toujours voulu jouer de la guitare, mais que vous n'ayez aucune idée des accords. Lorsque vous participerez à votre premier cours, vous n'aurez pas peur de faire des erreurs et regarderez la situation avec le cœur ouvert et indulgent. Si l'une des plus grandes peurs de la personne qui n'a pas confiance en elle, est que d'autres se mettent à rire d'elle, si elle apprend à le faire en premier, plus rien ne peut l'intimider. Le but est toujours d'apprendre et de s'améliorer. Les erreurs font partie du chemin pour grandir. Vous ne devez pas les craindre.

Dans ce chapitre, nous avons donc vu que la confiance en soi est un choix personnel et qu'elle ne dépend ni de ce que vous avez, ni de ce que vous faites. Elle est simplement reliée profondément avec votre être et votre conscience. Nous avons aussi vu que la société et les réseaux sociaux peuvent être destructeurs et qu'il faut coûte que coûte prendre du recul et faire preuve d'indulgence avec soi-même. La confiance en soi est un « game changer » et au travail comme dans la vie de tous les jours, elle peut vous changer la vie et vous permettre d'explorer de nouveaux terrains de jeux. Enfin, c'est une habitude qui se travaille et se perfectionne. Vous êtes votre plus grand supporter et ne laissez personne rire de vous, à part vous.

Chapitre 4 - Les raisons du manque de confiance en soi

Dans ce chapitre, nous allons creuser un peu plus profondément les origines du manque de confiance en soi, et comprendre d'où cela peut-il principalement venir. Nous verrons aussi, a contrario, quels sont les éléments qui permettent de bâtir une estime de soi inébranlable. Au chapitre précédent, nous avons dit que la confiance en soi était de votre responsabilité. Il convient, dans ce chapitre, de nuancer cela. Si le fait d'avoir confiance en vous est de votre devoir, le manque de confiance en vous, n'est pas votre faute. Vous n'avez pas à vous sentir coupable si votre premier réflexe est de vous dévaloriser pour tout et pour rien. Cela peut venir de plusieurs facteurs dont vous n'avez malheureusement pas eu le contrôle étant plus jeune. Car c'est dans l'enfance que l'estime de soi se bâtit. De nombreuses études ont également montré que certaines hormones, notamment la sérotonine, l'hormone du bonheur, pouvaient être inhibées et donc entraîner des variations génétiques, responsables en partie d'un excès de confiance ou non. D'autres recherches ont par ailleurs démontré que « tout se joue avant l'âge de sept ans ». C'est-à-dire que l'adulte se construit sur l'enfant jusqu'à ses sept ans.

En effet, selon plusieurs études menées par des pédopsychiatres, il est dit que de 0 à 3 ans, l'enfant développe son cerveau et construit ses premiers liens. Il bâtit son besoin de sécurité. De 4 à 5 ans, l'enfant se construit socialement, il apprend à partager, à vivre en groupe. Finalement, entre 6 et 7 ans, fort de son éducation parentale, l'enfant apprend à respecter les règles de vie sociale, il sait s'exprimer et apprend à lire.

Les raisons qui se cachent derrière la confiance en soi se trouvent donc en majorité dans l'enfance, mais aussi à l'école, dans les relations amoureuses et amicales et les expériences professionnelles. Une personne qui a confiance en elle, puise son estime de soi dans les ressources qu'elle s'est créées tout au long de ses expériences vécues. Le fait que, lorsqu'elle était petite, cette personne était sans cesse valorisée par ce qu'elle faisait, ou alors encouragée lorsqu'elle tombait, a un impact considérable sur la suite de sa vie. Dire à un enfant qu'il est nul à quelque chose peut réellement « l'handicaper » pour la suite.

L'empêcher de se tromper et lui donner des solutions toutes faites, l'habituera à toujours réussir avec l'aide des autres. Un membre de ma famille a d'ailleurs fait cela avec ses enfants. Il avait tellement peur que ses filles « ratent » leur vie, qu'il a sans cesse tout fait pour les aider et leur faciliter la tâche. Lorsqu'elles avaient besoin d'argent, il leur versait une somme d'argent sur leur compte. Il leur a imposé les études qu'elles devaient suivre, car en choisissant cette branche, « elles auraient plus de débouchés par la suite. » Ce comportement, qui a l'air bienveillant en apparence, est, en fait, tout ce qu'il y a de plus toxique. Et moi-même, j'avais tendance à une époque à aider mes proches au-delà du raisonnable. Je faisais tout à leur place pour les sortir d'une situation. Je mettais tout en œuvre pour qu'ils aient à faire le moins d'efforts possibles et que je m'occupe de tout. Là aussi, tout ceci semble bienveillant sur le papier, mais en réalité cela envoie le message à la personne en face, « qu'elle n'est pas capable de prendre sa vie en main elle-même. » Et en termes de confiance et d'estime de soi, c'est assez terrible.

Ce schéma est important pour que vous compreniez maintenant ce qu'il se passe chez un enfant qui n'a pas vécu la meilleure enfance, dès les premiers mois de sa vie. Et comment cela impacte sa confiance en lui. Je vais vous partager une partie de mon histoire. Je n'ai pas été un enfant désiré et je l'ai su à l'âge de 5 ou 6 ans. Ma mère avait décidé de tout me dire et de ne rien me cacher. Elle m'a dit qu'elle avait voulu avorter, mais qu'il était trop tard pour le faire « à un prix raisonnable ». Mais que, malgré tout, elle était contente, car j'étais venue au monde pour lui sauver la vie. Elle m'a aussi dit que mon père n'avait jamais voulu de moi et qu'il n'avait jamais cherché à me connaître. J'ai appris plus tard que les six premiers mois de ma vie, j'ai grandi dans un foyer pour femmes, car ma mère n'avait pas les moyens de payer un loyer et que ses parents ne voulaient plus d'elle au domicile familial. C'est ainsi que j'ai grandi les sept premières années de ma vie, sachant que je n'avais pas été désirée par ma mère, pas reconnue par mon père et en vie, in extremis, car cela coûtait trop cher pour avorter. Cependant, ma mère ne m'a jamais traitée de nulle, ou ne m'a jamais dit que j'étais une incapable. Mais elle a fait beaucoup d'erreurs, qui avec le recul, et à l'aide de ma thérapeute, se sont révélées castratrices de ma confiance. Car, ce qu'il y a de vicieux avec l'estime de soi, c'est qu'elle ne se construit pas que dans le conscient, elle se loge aussi dans le subconscient. Et ce que j'ai

vécu dans l'enfance, mélangé à des abus physiques également, a façonné mon estime de moi.
J'ai grandi avec la croyance que je ne valais rien, et c'est ensuite la valeur que je me suis donnée en tant qu'adulte. Je n'ai fait que de me dévaloriser, car je me sentais incapable de réussir comme tout le monde. Je me suis enfermée dans ce schéma, prisonnière de mon passé et handicapée dans mon futur. Les problèmes de toxicomanie de ma mère ont également eu des répercussions sur mes rapports aux autres et sur la confiance que je mettais, ou pas, en eux. Tout cela a créé ainsi une vie de doute, bâtie sur du conditionnel et sans aucune certitude. C'est pour cela que j'ai mis énormément de temps à trouver ma place, à créer ma propre place. C'est aussi pour cela que le syndrome de l'imposteur ne me quitte pas et que je ne sais pas recevoir les compliments. Lorsque quelqu'un complimente mes photos et me dit qu'elles sont belles, j'ai le sentiment qu'il me dit cela par pitié. Je ne cesse de me comparer aussi. Et mon discours à l'égard de moi-même est le pire de tous. « Tu es stupide d'avoir fait les choses comme ça ! » « Qu'est-ce que tu fous ! Tu n'aurais jamais dû faire cela. » Alors qu'en réalité, je ne parlerais même pas comme cela à mon pire ennemi. Cependant, à force de séances de thérapie, je me suis rendue compte que je m'étais forgée ces croyances sur ma valeur lorsque j'étais petite. Comme un tatouage indélébile, il fallait énormément de temps et d'amour avant de pouvoir en enlever les traces.

Ceci est mon histoire, mais bien sûr, bien d'autres facteurs se cachent derrière la confiance en soi.

La dévalorisation. Votre discours impacte votre conscient et votre subconscient, ne l'oubliez pas. Lorsque vous ne cessez de vous dire en boucle... « Je suis nul, ce que je fais est moche, je ne vaux rien » vous allez finir par en être persuadé.

Votre état d'esprit. À force de voir les choses plus noires qu'elles ne le sont, vous plongerez dans une spirale négative qui vous maintiendra la tête dans l'eau, incapable de revenir à la surface. Et plus vous coulerez et moins vous vous sentirez maître de vous-mêmes et apte à gérer la situation. Je le répète, la confiance en soi est un cercle vicieux quand elle fait défaut. Le but n'est pas de voir les choses mieux que ce qu'elles sont, mais pas, non plus, de les voir pires que ce qu'elles sont.

S'entourer de personnes négatives. Vos proches sont représentatifs de votre réalité et de ce que vous êtes. Si vous ne sortez qu'avec des personnes pessimistes, qui ne cessent de se dévaloriser et de ne voir que le mauvais côté de tout, vous continuerez, vous aussi, à ne voir que le pire scénario pour tout et n'avoir aucune foi en vous.

Être sans cesse une victime. Se déresponsabiliser de tout est aussi synonyme et déclencheur de manque de confiance en soi. En effet, si à chaque embûche vous choisissez d'accuser votre partenaire, votre voisin de palier ou votre hamster, c'est que vous ne vous sentez pas capable de prendre la responsabilité de vos erreurs. Or, en agissant comme le créateur de votre réalité et en vous forçant à mener des actions pour réparer les pots cassés, vous ferez marcher votre confiance, votre résilience et votre capacité à résoudre des problèmes.

Le perfectionnisme. À fixer la barre trop haute, vous ne l'atteindrez jamais. Le perfectionnisme est un concept assez irréaliste qui vous garantit d'avoir toujours une excuse pour ne pas passer à l'action. Typiquement avec la photographie. Pendant longtemps, je me suis privée de faire des photos, car je me disais... « Mais je n'ai pas un appareil assez performant ». La vérité est que je craignais juste d'échouer et j'appréhendais ce que les gens allaient dire de mon travail. Plus vous aurez comme objectif d'être parfait et plus vos tentatives pour y parvenir seront frustrantes et plus vous risquez de vous juger. Soyez indulgents envers vous-mêmes. Je préfère aujourd'hui être meilleure qu'hier et moins bien que demain. C'est mon objectif de vie, rien de plus, rien de moins.

Le syndrome de l'imposteur

Le syndrome de l'imposteur est un sujet qu'il est impossible d'éviter lorsque nous parlons de manque de confiance. Ce syndrome, je l'ai rencontré il y a deux ans, lorsque j'ai commencé la photo. En parlant avec des connaissances qui avaient, elles aussi, un pied dans l'entrepreneuriat, je me suis rendue compte que c'était un mal commun et qu'il découlait d'une faible estime de soi. Le syndrome de l'imposteur sonne comme cela. « Je me demande qui voudrait payer pour mes photos, n'importe qui peut prendre des photos ! Ce n'est pas si difficile ! Je n'ai rien inventé » ou bien encore… « Je suis une arnaque, et en plus, je n'ai même pas de studio ». Ces pensées, je les ai eues constamment. Cela m'a poussé à acheter un projecteur supplémentaire, des objectifs supplémentaires, etc. Plus je faisais l'acquisition de nouveau matériel photo et plus je me sentais légitime d'exercer mon art. La vérité est qu'une tonne de matériel dernier cri ne vaut absolument rien si vous n'avez pas les connaissances adéquates. Aussi, c'est là que le phénomène se révèle être le plus intéressant. Serais-je capable de payer 800 euros pour un cours de photo à la place d'un nouvel objectif ? Sûrement pas. Car le nouvel objectif est vu par les autres, les connaissances sont quelque chose que je n'acquiers que pour moi. La reconnaissance des autres et le sentiment d'être une arnaque sont des sentiments que j'ai expérimenté à très forte dose lorsque je manquais cruellement de confiance en moi.

La peur du succès

Nous l'avons vu dans les paragraphes précédents, les personnes qui manquent de confiance en elles ont une peur bleue de l'échec. Mais qu'en est-il de leur peur de la réussite ? L'auto-sabotage est un phénomène courant chez les personnes qui ont très peu d'estime d'elles-mêmes. Elles ne se sentent pas méritantes. C'est-à-dire que, même si elles font des choses pour se donner confiance en elles, elles finissent par tout saboter avec des schémas toxiques et répétitifs. Je vous donne un exemple. Le fait de rendre des travaux à chaque fois au dernier moment. Ce n'est rien de bien méchant, vous me direz. Et pourtant. Le fait de tout faire au dernier moment, d'arriver continuellement en retard à ses rendez-vous et de négliger les messages des gens et de vos partenaires de travail peuvent cacher l'auto-sabotage constant de votre plein potentiel. Le manque de confiance se dissimule dans les actions les plus simples. Restez à l'écoute de vous-même.

Dans ce chapitre, nous avons ainsi vu les raisons de la confiance en soi, le fait que tout se crée dans l'enfance et que même des éléments héréditaires pouvaient jouer un rôle. Mais aussi et surtout, comment le manque de confiance en soi se manifeste et les syndromes qu'il entraîne avec lui, comme le syndrome de l'imposteur et l'auto-sabotage notamment.

Chapitre 5 - Construire la confiance en soi

Dans ce chapitre, nous aborderons les thèmes du pardon, sur le fait de trouver sa force personnelle et de travailler sur ses faiblesses. Nous verrons aussi comment accepter ce que vous êtes dans le présent et comment devenir une meilleure personne dans le futur. Enfin, nous verrons comment apprendre à dire non et aussi accepter le non des autres.

Se pardonner à soi-même

Le pardon est une des bases les plus importantes pour commencer à s'estimer vraiment. En effet, comment voulez-vous être capable de regarder vers l'avenir, si vous n'osez pas regarder en arrière, par honte, par exemple ? Parmi nous, il existe des personnes à qui la vie n'a pas fait de cadeaux et qui n'ont pas été épargnées, même dès leur plus jeune âge. La vie n'est pas connue pour être un long fleuve tranquille, mais pour certains, elle a pris des allures de tsunami mental, de montagnes russes infernales ou d'enfer sur terre. Et cela très tôt. Je pense notamment aux victimes d'incestes, de violences physiques et psychologiques, qui auraient toutes les raisons du monde de choisir la posture de victime, mais qui choisissent tout de même de continuer à se battre pour devenir de meilleures personnes. Et avant que ces personnes n'apprennent la magie des affirmations quotidiennes, elles devraient tout d'abord se pardonner à elles-mêmes et pardonner aux autres. Tant que nous ne nous pardonnons pas, nous allons continuer à nous punir à travers des schémas répétitifs qui nous porteront préjudice.

J'ai regardé, il y a quelques années, la conférence de Brené Brown, célèbre auteure, chercheuse et conférencière. Elle expliquait, à travers son discours sur la vulnérabilité, la puissance de l'histoire que l'on se raconte à soi-même. Cela m'a beaucoup touchée, car à cette époque, je vivais une période extrêmement difficile au sein de ma famille. J'avais coupé les ponts avec eux et je traînais une rancœur infinie à leur égard. L'histoire que je me racontais était celle-ci... « Ma famille m'a accusée de choses dont je ne suis pas responsable. J'ai dû m'enfuir et apprendre à me débrouiller toute seule. Si un jour, il m'arrive un problème, je ne recevrai l'aide de personne, car je ne peux pas compter sur eux. Ils m'ont exclue et m'ont maltraitée. Je suis victime de ma famille depuis que je suis une enfant. » Et c'est le discours que je servais à tout le monde, en boucle. Chaque action que je menais dans ma vie était précédée par... « Souviens-toi que tu es toute seule et qu'en cas de pépins, tu ne pourras compter sur personne. » Cette façon de voir les choses, cette histoire que je me racontais, a entraîné de nombreuses situations de souffrance dans mon quotidien. Tout d'abord d'un point de vue professionnel et financier. J'ai cumulé les petits boulots, jusqu'à en faire quatre en même temps, juste pour être sûre que je serais capable de me mettre à l'abri toute seule. Les fêtes de fin d'année étaient des épreuves à passer et les anniversaires de douloureux souvenirs. Sans m'en rendre compte, je racontais une histoire qui m'allait bien, mais qui n'était pas la mienne.

Car, si je ne parlais plus à ma famille, c'était mon choix personnel et ils ne m'avaient pas bannie comme je me tuais à l'expliquer et à le croire. Si dans le fond, les raisons de nos conflits étaient vraies, l'histoire que je racontais avait l'épaisseur que je lui donnais. Je me positionnais, là, en victime de la vie, et en enfant écorchée. Et je durcissais le trait, car j'avais besoin que justice me soit rendue, à moi et mon enfant intérieur. Mais dans ce storytelling, je manifestais à l'univers une posture de victime, sur le fil de rasoir, financièrement et affectivement. Aux yeux du monde, j'étais le petit oiseau, blessé et rejeté par sa famille. Et si cela m'a procuré une rage de vaincre et de réussir coûte que coûte, les revers de la médaille ont été de longues insomnies et une souffrance que je ne voudrais plus jamais revivre.

Il a fallu que je suive une thérapie pour que quelqu'un me dise que je continuais à me punir et que même si j'avais renoué des contacts avec ma famille, je ne leur avais pas réellement pardonné. Et le plus important de tout, je ne m'étais pas pardonnée à moi-même.

Par cet exemple personnel, je souhaite que vous preniez conscience du lieu où la croyance limitante prend ses racines. Le cerveau choisira toujours d'instinct les chemins mentaux les plus courts. Si quelqu'un échoue par exemple à ses examens de fin d'année, il y a de grandes chances qu'il l'explique par le fait qu'il est « limité intellectuellement ». Puis au fil de ses discussions avec les autres, il grossit le trait. « Je ne suis pas doué à l'école, c'est de famille. » Il se construira une histoire autour de cela et la servira à toutes les sauces. Et c'est ainsi que la croyance limitante « je ne suis pas fait pour les études » prendra ses racines.

En effet, selon la célèbre écrivaine Brené Brown, et son « Appel au courage », le cerveau comprend les schémas narratifs de l'être humain. Dans le contexte dans lequel vous avez raté votre dernière année d'étude de médecine et que vous ne serez jamais médecin, imaginez assister à un dîner familial, où vos proches vous posent la redoutable question. « Qu'est-ce qui n'a pas fonctionné avec toi ? » Vous prenez alors cette question comme une attaque personnelle ou ensuite éprouvez une émotion de peur. Le cerveau se sentira ainsi obligé de vous protéger en utilisant un narratif le plus court possible, car vous courez un « danger ». Vous allez ainsi créer un raccourci mental pour répondre à la question. Le cerveau a besoin d'élément tranché et c'est pourquoi l'histoire que vous vous racontez à propos de vous-même n'inclut pas toujours les nombreuses nuances de la vraie histoire.

L'estime de soi repose ainsi très régulièrement sur notre capacité à nous pardonner. Même si nous ne sommes pas un dangereux serial-killer, il se peut que dans le passé nos actions aient engendré des conséquences, parfois fâcheuses. Si vous avez été une personne infidèle, s'il vous est arrivé de consommer des substances illicites ou d'avoir d'autres comportements légalement répréhensibles ou socialement critiquables, il est temps de vous pardonner. Une des leçons les plus douloureuses que j'aie apprises est que nous ne pouvons pas changer le passé. Ainsi, vous devez à tout prix éviter ceux qui vous y confrontent sans arrêt. Un de mes proches me rappelle par exemple sans arrêt qui j'étais il y a des années. Cette personne pointe toutes les choses que j'ai faites, même si cela date d'il y a quinze ans. Au début, cela me mettait mal à l'aise et entamait quelque peu mon estime de moi. Puis j'ai appris à me pardonner et à avoir de l'empathie pour cette personne. Certains restent prisonniers du passé et nostalgiques de leur vie d'avant. Ils refusent de regarder vers l'avenir et encore moins de s'ancrer dans le présent. Je ne suis pas responsable de cela. Je vous encourage donc, vous aussi, à vous pardonner, à accepter ce que vous ne pouvez pas changer et changer ce que vous ne pouvez pas accepter.

Trouver ses forces et travailler sur ses faiblesses

Vous êtes un être-humain, et par définition, vous avez, comme tout le monde, des choses que vous faites mieux que d'autres. Comme le versant d'une montagne, certaines faces de votre personnalité sont plus « lumineuses » que d'autres. Si je prends mon exemple, je sais que je suis une personne bosseuse et déterminée, mais que mes faiblesses sont parfois que je manque d'engagement et que je suis bien trop impatiente. Je connais des personnes qui, partant du postulat qu'elles ne sont pas parfaites, sont persuadées qu'elles ne s'amélioreront jamais. Une personne en particulier, qui fait partie de mon entourage, n'accepte aucunement la critique. Elle rejette ses zones d'ombre comme une malédiction. Ainsi, je la vois évoluer très discrètement, ne se félicitant pas pour ses compétences et ne cherchant pas à être une meilleure version d'elle-même.

Ce que je cherche à vous dire par là, c'est qu'il n'y a qu'en vous acceptant tout entier que vous vous accepterez. Il convient donc de faire un bilan de vous-mêmes. Qu'avez-vous brillamment réussi au cours de ces dernières années ? Et surtout, qu'avez-vous échoué ? Et pour quelles raisons ? Je vous recommande vivement de

pratiquer la gratitude. C'est une technique puissante qui, en plus de vous aider à vous ancrer dans le moment présent, vous aide à vous concentrer sur ce que vous avez, plutôt que sur ce que vous n'avez pas. La gratitude fait voir le monde sous un angle différent.
Plus positif.

Lorsque vous vous sentez sans valeur, que vous avez l'impression de n'être pas assez bien, que vous êtes complètement perdu, je vous recommande cet exercice dont voici les détails.

Aménagez-vous un endroit calme et adoptez une position confortable. Prenez un petit cahier de notes, un stylo et respirez calmement. Écrivez ensuite toutes les choses bien que vous avez accomplies ces dernières semaines, mois, années. Qu'est-ce qui est bien ? Qu'est-ce qui vous a rendu heureux de le faire ? Il peut s'agir de rendre service, de vous être relevé après une rupture ou d'avoir réussi un défi professionnel. Il peut aussi s'agir de choses plus simples, comme vous être levé plus tôt pour avoir davantage de temps pour vous. C'est pareil. Notez ces choses dans votre cahier et essayez de vous rappeler quel sentiment de satisfaction cela vous a apporté, quitte à ressentir cela à nouveau. Concentrez-vous ensuite sur les choses moins bien que vous avez accomplies. Ces choses que vous regrettez ou dont vous n'êtes pas fiers. Énumérez dans le même temps les défauts qui vous sont souvent reprochés ou ce que vous vous reprochez à vous-mêmes. Pour ma part, je me reproche d'être désordonnée, de manquer d'engagement et d'être défaitiste trop rapidement.

En partant de cela, remerciez-vous pour les choses que vous avez fait et qui ont eu un impact positif dans votre vie. Puis dites-vous « Si je suis capable de faire ces choses positives, je suis capable d'améliorer ces choses négatives. » Et vous devez y croire dur comme fer. Profitez de l'écriture pour y ajouter quelques plans d'action. Si vous êtes un procrastinateur dans l'âme, pourquoi ne pas écrire les choses que vous allez mettre en place les jours suivants pour atténuer ce trait de caractère. Cela peut par exemple être de ne plus regarder votre téléphone après 18 heures et de vous concentrer sur une seule tâche durant une heure et demie.

N'oubliez pas de ressentir de la gratitude à la fin de cet exercice. D'être reconnaissant d'avoir une telle conscience de vous-mêmes et de vouloir œuvrer pour votre bien-être. Même si cet exercice paraît le plus simple du monde, il n'est pas donné à tout le monde d'avoir la volonté de faire mieux.

Vous vous rendez compte que vous vous concentrez moins sur les choses non essentielles qui vous pourrissent la vie jusqu'à présent.

Vous développerez ensuite une force d'esprit, une foi et une confiance solide en la vie. Vous saurez que « peu importe ce qu'il arrive », vous finirez toujours par trouver une solution à ce qui vous tracasse. Et ce sentiment de confiance n'a pas de prix. Il vous donnera l'impression d'être sûr de vous et vous aurez moins tendance à vous critiquer pour vos défauts, mais plus à vous applaudir pour vos succès. C'est une fois que vous aurez ressenti cette sensation que vous réaliserez que la confiance n'a aucun rapport avec le fait d'être parfait physiquement ou socialement. J'ai personnellement toujours admiré les personnes qui souffraient d'un handicap et qui malgré tout remerciaient le ciel d'être en vie. Ces personnes refusent de s'apitoyer sur leur sort et n'acceptent pas la pitié des autres. Ces personnes choisissent parfois d'être le porte-parole de gens comme eux et deviennent très inspirants aux yeux de l'opinion publique. Ils sont encensés par la critique et cela devient un cercle vertueux qui augmente la confiance en soi.

L'exemple de force de Adrien

Lorsque j'ai commencé des études en économie d'entreprise, nous devions tour à tour nous présenter durant la première journée. C'était au tour d'Adrien de venir se présenter. D'emblée, il a parlé de son handicap, et je me souviendrai toujours de ses paroles. « Je marche et je parle parfois de manière un peu bizarre, car je souffre d'un handicap depuis ma naissance. Une partie des nerfs de mon cerveau ont été écrasés suite à une erreur médicale. » J'étais scotchée. Moi qui redoutais plus que tout ma présentation devant ces trente personnes, j'assistais à la présentation d'un type qui n'avait peur de rien et pointait ses « faiblesses » avant que quiconque ne le fasse pour lui. C'est ensuite devenu mon ami et je n'ai jamais eu autant d'admiration pour quelqu'un que pour lui.

La vulnérabilité

À part la gratitude, les clés pour affirmer ses points forts et travailler sur ses points faibles sont l'acceptation et la vulnérabilité. Brené Brown, toujours la même, a d'ailleurs déclaré que « Les imperfections ne sont pas des insuffisances ; ce sont des rappels que nous sommes tous dans le même bateau. » Vous avez le droit d'être vulnérables et les personnes que vous voyez comme fortes et insubmersibles sont simplement celles qui cachent leurs sentiments profondément. J'ai remarqué dans mes activités entrepreneuriales que le fait de parler de mes erreurs, mes coups de mou, avait bien plus de résonance pour les autres que de parler de tout ce qui allait bien. Sur les réseaux sociaux par exemple, lorsque je parle de ce qui ne se passe pas très bien dans mes activités, je reçois très souvent des retours de personnes qui me disent ceci... « Merci pour ton message, je ressens la même chose en ce moment. » Cela me rassure de voir que se montrer vulnérable est finalement quelque chose d'inspirant.

Savoir dire non

Plus important que d'affirmer devant une glace tous les matins que nous nous aimons inconditionnellement, le fait de savoir mettre des limites avec les autres est la clé pour se témoigner de l'estime. Et cela passe par l'apprentissage de savoir dire « non ». Savoir dire non est un des éléments les plus représentatifs de l'estime et de la confiance que vous mettez en vous. Pourquoi ? Généralement, lorsque nous ne savons pas dire non, c'est que nous craignons de ne plus être aimé, approuvé et accepté par l'autre.

Tandis que, si vous vous êtes déjà donné ces responsabilités vous-mêmes en ayant de l'estime pour vous, vous ne chercherez plus ni l'approbation ni l'amour des autres.

Ne pas savoir dire non et mettre des limites a très souvent été mon plus gros problème dans la vie. Il m'est arrivé maintes et maintes fois de consacrer la majorité de ma journée aux autres. Je ne savais pas dire non. C'est au travers d'une thérapie que j'ai appris que ce mécanisme est très habituel chez les personnes avec une faible estime d'elles-mêmes. En effet, craignant tellement d'être rejetées, elles disent oui à tout et à tout le monde pour faire plaisir et pour se sentir approuvées et aimées. Il est donc important de remettre les choses à leur place et d'apprendre à dire non. Cela peut commencer par de petits « non ». « Est-ce que tu serais disponible cet après-midi pour me donner un coup de main ? » Vous pourriez alors dire non et inventer une raison. L'objectif ultime serait de dire non, de ne donner aucune justification et de surtout ne pas dire « Je suis désolé » en fin de phrase.

L'enfant soumis

Lors de ma thérapie, nous avons longuement parlé de mon incapacité à dire non aux autres. Cela venait littéralement pourrir mon équilibre, changer mes plans et impactait grandement mes projets. Ma thérapeute m'a alors expliqué que, comme pour la majorité de mes comportements, celui-ci trouvait ses racines durant l'enfance. Elle m'a ensuite posé une série de questions relatives à la version petite de moi-même. Je me suis ainsi remémorée que lorsque j'étais enfant, j'étais très soumise. Mon « non » n'avait jamais eu de valeur aux yeux de ma famille. Même pire, lorsque je disais non, ma mère se mettait dans des états pas possibles et me faisait culpabiliser. Je ne juge pas pour autant les membres de ma famille, ils ont fait de leur mieux et j'ai accepté toutes ces choses.

Je me suis aussi souvenue d'un événement survenu lorsque j'avais dix ans. Je faisais du théâtre et j'avais eu le rôle principal d'une pièce qui allait se jouer à la fin de l'année. Ma meilleure amie de l'époque avait eu un autre rôle, et elle était totalement jalouse du mien. Elle m'a demandé d'échanger, m'a fait supporter une pression psychologique pour que j'accepte et... du chantage. Elle disait que si je n'acceptais pas, nous ne serions plus amies. Je suis allée voir le metteur en scène pour lui dire que je voulais échanger mon rôle. Mais cela m'a fait vraiment beaucoup de peine et c'est une des premières fois où j'ai ressenti ma soumission. Encore aujourd'hui, vingt ans après, je continue de créer des situations dans lesquelles je me retrouve piégée à cause de l'absence de mon « non ». La dernière en date m'a fait fortement me questionner. Je me suis engagée auprès de quelqu'un par pitié pour l'aider à liquider le stock de nourriture qu'il avait en trop dans son restaurant.

Dans le même temps, il m'a demandé de l'aider durant son déménagement et de trouver quelqu'un à la dernière minute pour l'aider à porter ses meubles. Je me suis empressée de trouver quelqu'un. Quelques jours plus tard, il m'a dit : « C'est gentil de vouloir rendre service, mais la prochaine fois, trouve-moi quelqu'un avec plus de force. » J'étais choquée. Je m'étais pliée en quatre pour lui trouver quelqu'un, l'aider à liquider son stock de nourriture auprès d'associations et, venir également pour lui prêter main forte lors de son déménagement. Au lieu d'un simple merci, celui-ci trouvait encore le moyen de critiquer ce que j'avais fait. Cela m'a donné une leçon que je ne suis pas près d'oublier. Ce n'est pas le fait de dire « non » qui vous coûtera votre santé, c'est le fait de dire « oui ». Et quoiqu'il arrive, quoique vous fassiez, les gens auront toujours quelque chose à redire.

Voici quelques astuces pour que vous évitiez ce genre de situations auxquelles j'ai été confrontée.

1. Dire non : c'est tout simple, mais finalement, tout commence par là. Comme un sparadrap que vous allez arracher, dites-le d'un ton assuré. Vous pouvez le faire suivre d'une excuse, cependant méfiez-vous et dites-en le moins possible. Car imaginons que vous exprimiez : « Non, le mardi, je ne peux pas » pour justifier le simple fait que vous n'avez en fait pas du tout envie de faire ce qui vous est demandé, votre interlocuteur pourrait déclarer : « Très bien, alors jeudi ! » Et le cercle vicieux n'en finit pas. Moins vous en exprimez, mieux cela sera.

2. Restez courtois : malgré votre croyance, dire non ne veut pas dire que cela va automatiquement créer une dispute, bien au contraire. Il existe des manières de dire « non ». Vous avez par exemple la possibilité de dire : « Je suis désolé, en ce moment, je ne suis pas trop disponible, mais je te le ferai savoir quand ce sera le cas. » ou alors : « Je préfère vous dire non plutôt que de délivrer quelque chose de mauvaise qualité. » Dans la sphère professionnelle, surtout, le fait de dire « non » est quelque chose de très appréciable. Vous serez d'autant plus vu comme quelqu'un de fiable et d'organisé. Lorsque j'ai commencé des boulots dans le freelancing, le respect des délais était le critère le plus important à l'obtention de contrats. Ainsi, dire non, fixer un cadre et des

limites donne plus de chance d'être respecté par votre client par la suite.

3. Comprendre le fonctionnement humain. Cela n'est peut-être pas le cas de votre voisin, mais dans le monde du travail, de nombreuses personnes utilisent des techniques de manipulation dignes des plus grands services secrets. Récemment, un chasseur de tête m'a contactée, car il a vu mon profil sur une plateforme de travail et il voulait soumettre mon dossier de candidature à une entreprise. Le contrat qu'il me proposait n'avait absolument rien d'avantageux, mais je ne le savais pas encore, puisqu'il avait usé des meilleures techniques d'intimidation. De plus, lors de notre entretien, il n'a fait que me brosser dans le sens du poil, de vanter mes prouesses scolaires et me parler de la photographie, effectivement, il sentait que c'était ma passion. Une heure trente d'entretien et de mise en scène pour finalement me faire signer ce maudit contrat et toucher sa commission. Sa technique était en fait de me faire sentir que j'étais indispensable et que sans moi le monde s'écroulerait. Tout cela, pour qu'en dernier lieu, j'accepte de travailler dans cette entreprise qui n'avait finalement besoin de moi que durant trois semaines. Sachez que les gens qui vous supplient de dire « oui », ont des milliers de ressources autres que vous et que dire « non » ne détruira pas du tout leur monde.

4. Fixer des limites. Dans mes relations avec mes amis, j'ai souvent eu l'impression que mon rôle était celui de la sauveuse ou la recolleuse de morceaux. Que, si je n'étais pas disponible, alors mon groupe d'amis n'allait pas se voir et que lorsqu'un de mes amis souffrait, je de-

vais absolument venir à sa rescousse. Si vous vous intéressez au syndrome du sauveur, vous verrez que celui-ci, mélangé à l'incapacité à dire « non » donne un cocktail explosif. Après avoir traversé un passage à vide où je me suis retrouvée vidée émotionnellement et physiquement, j'ai appris à prendre du recul dans mes amitiés et à fixer des limites. Par exemple, cela ne me dérange plus d'annuler le rendez-vous que nous avions fixé plusieurs mois auparavant. Je ne me sens plus coupable du tout de dire que non, je ne peux pas être disponible actuellement. Et j'ai remarqué que cela n'est pas si mal perçu auprès de mes amis. Sachez mettre des limites, quitte à prendre du temps pour réfléchir à une proposition. Je ne le fais pas encore assez souvent, mais à chaque fois que quelqu'un me demande quelque chose, je devrais prendre une nuit avant de me prononcer. Trop fréquemment, j'ai dit « oui » pour faire quelque chose sur un coup de tête et le jour venu, assez souvent, je l'ai regretté amèrement.

5. Répondez à une question par une question. C'est une technique de négociation très efficace que j'ai lue dans le livre « Ne coupez jamais la poire en deux » de Chris Voss, célèbre négociateur de la CIA et Tahl Raz. Dans cet ouvrage, Chris parle de la technique du miroir qui consiste à répéter la question de celui qui la pose, en face de lui. Il donne l'exemple d'un chef qui demandait tout et n'importe quoi à son assistante, même des tâches qui n'avaient aucun sens. Son assistante s'est alors mise à répéter les consignes de son chef afin qu'il se rende compte de leur absurdité. Supposons par exemple que votre responsable vous demande d'assumer plusieurs tâches, plus que ce que vous pouvez gérer. Vous pour-

riez dire « Je serais heureux de faire X, Y et Z ; cependant, il me faudrait trois semaines, plutôt que deux, pour rendre un travail de qualité. Dans quel ordre voudriez-vous que je les exécute ? »

6. Soyez égoïste. Donnez la priorité à vos besoins. Pas à ceux de la personne qui vous demande quelque chose. Si vous donnez la priorité aux besoins de cette personne par rapport aux vôtres, vous constaterez que votre productivité en souffrira et que votre frustration interne augmentera. Warren Buffett, célèbre homme d'affaires multimilliardaire, a dit : « La différence entre les gens qui réussissent et les gens qui réussissent très bien, c'est que les gens qui réussissent très bien disent non à presque tout. »

Vous voilà désormais armé lorsqu'il vous faudra dire « non ». Toutefois, bien que Warren Buffet le préconise, ne tombez pas dans le piège du non à outrance. Ce que je veux dire par là, c'est que peut-être qu'une super opportunité vous tombera dessus, et ne vous sentant pas légitime, vous y répondrez « non ». Richard Branson, patron de Virgin a dit : « Si quelqu'un vous offre une magnifique opportunité, mais que vous n'êtes pas sûr que vous en soyez capables, dites oui, et ensuite apprenez plus tard comment le faire. » Apprenez à vous faire confiance, vous écouter et voir quand dire « oui » vous fera vous faire sentir bien et quand dire « non » vous fera sentir encore mieux.

Nous avons donc vu dans ce chapitre l'importance de se pardonner et de faire la paix avec votre passé pour avancer et augmenter votre amour de vous-même. Nous avons également vu ce qu'il vous fallait pour apprendre à aimer et à travailler vos points faibles autant que vous le feriez pour vos points forts. Avec un peu de chance, vous avez compris qu'être vulnérable, ce n'est pas être faible, mais plutôt montrer de l'authenticité à l'égard du monde. Enfin, j'espère que les quelques outils donnés pour vous apprendre à dire non vous aideront à faire de l'ordre dans votre vie, vous accepter davantage et remonter votre estime de vous.

Chapitre 6 - Le regard plein d'assurance

Dans ce chapitre, nous allons voir à quoi ressemble l'allure de quelqu'un qui semble être plein d'assurance. De son langage corporel aux éléments de son discours, en passant par son attitude, nous ne laisserons rien au hasard pour que vous ayez une idée précise de ce que vous pourriez atteindre, avec un peu plus de confiance en vous. Selon des études sur le langage et la gestuelle, les chercheurs se sont accordés pour dire, que l'attention des gens était portée à 90 % sur votre gestuelle et votre façon de parler et le reste était dédié aux mots que vous prononciez. C'est fou non ?

Dans cette optique, difficile de feindre la confiance, même si vous aimeriez vraiment ressembler à un orateur de talent à chacune de vos prises de paroles. À quoi devriez-vous donc faire attention si vous souhaitez adopter le style de quelqu'un qui transpire la confiance ?

Le regard. Regardez votre interlocuteur dans les yeux. Le regard fuyant, vous serez pris pour un menteur, ou pour quelqu'un qui a quelque chose à cacher. Appuyez vos paroles avec votre regard, cela donnera du crédit à ce que vous dites. Cependant, attention, un regard soutenu envers quelqu'un, sans interruption, peut paraître belliqueux, comme si vous souhaitiez le mettre au défi de quelque chose. Sachez doser.

Vos mains. Celles-ci sont un grand indicateur de votre stress. En effet, si vous n'avez de cesse de vous toucher toutes les parties du corps lorsque vous parlez, de croiser les bras, de bouger votre genou sans cesse, votre audience décèlera facilement que vous n'êtes pas à votre aise et que vous êtes stressé. Le fait de se tenir le bras lorsque vous parlez exprime aussi la volonté de vous rassurer. La meilleure position des mains pour parler se pratique les paumes ouvertes vers le ciel, à hauteur de votre ventre ou des hanches, les pieds ancrés sur le sol.

La posture. Il est important de se tenir droit et de ne pas balancer son corps de tous les côtés comme si vous ne saviez pas trop ce que vous faites là. Vous devez prendre possession de l'espace. N'hésitez pas à marcher devant votre assemblée. Je ne vous parle pas de faire un défilé de mode. Mais simplement d'utiliser l'espace qui vous est dédié, le dos droit et la démarche assurée.

Position debout

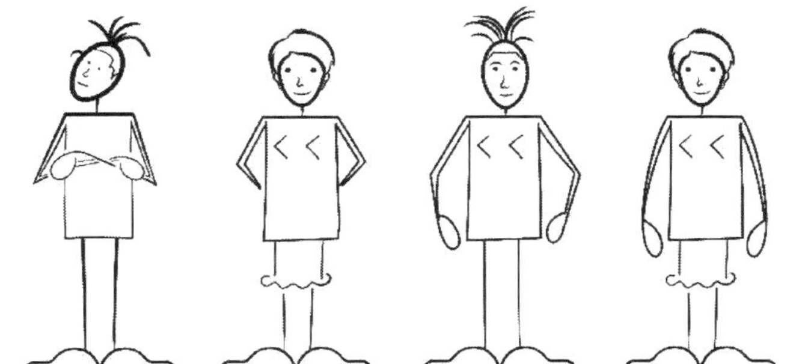
bras croisés : attitude fermée absence d'ouverture refus de la communication
bras derrière le dos : attitude de respect et de disponibilité dans a communication
bras ouverts et libres : attitude expressive d'ouverture au dialogue
bras le long du corps : attitude réservée ou soumise

Position assise

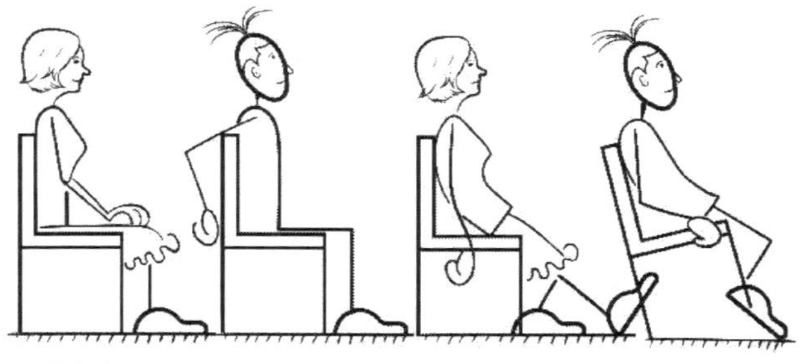

Maintenant, que faire si vous n'avez aucune confiance en vous, mais que pourtant, vous avez une présentation prochainement et vous souhaitez sauver les meubles ? Une célèbre psychologue de Harvard affirme qu'il est possible de feindre la confiance et de donner le change devant votre audience. Faire semblant d'être confiant pourrait en fait réellement vous donner confiance en vous. Il n'y a pas si longtemps, j'ai regardé un reportage sur une célèbre chanteuse belge. Elle expliquait qu'elle faisait la première partie du concert d'un rappeur encore plus célèbre qu'elle à l'époque. Mais lorsqu'elle est arrivée sur la scène pour chanter, lors de la première date de la tournée, elle s'est fait traiter de tous les noms par le public du rappeur. Elle a été huée et copieusement insultée. Et pourtant, elle est restée sur scène, à chanter sa chanson. La tournée devait durer deux mois. Le jour d'après, elle a décidé de prendre les devants et de feindre la confiance. Elle est arrivée sur scène sûre d'elle en dansant et en parlant au public directement, en lui demandant comment il allait, etc. Et cette technique a marché.

Même si cela est un cas extrême, il est assez représentatif de la réalité. Lorsque vous manquez de confiance en vous, l'audience le ressent et prend le dessus sur vous. Elle ne vous laissera rien passer.

Voici également quelques cas de figures d'attitudes de personnes qui ont confiance en elle et celles qui n'en ont pas :

Personne confiante	Personne pas confiante
Se comparer à son passé	Se comparer aux autres
Parler de sa propre valeur	Parler de ses points faibles
Penser que l'avenir est brillant	Pensez qu'il n'y a pas d'avenir
Avoir une bonne hygiène de vie	Avoir une mauvaise hygiène de vie
Faire preuve d'humilité : les personnes confiantes n'ont rien à prouver.	Être arrogant : vous pouvez penser que ce sont les gens confiants qui sont arrogants mais détrompez-vous. Souvent l'arrogance cache un manque cruel de confiance en soi

Alors que faire pour avoir l'air confiant lors d'un discours par exemple ?

Pour vous aider à y voir plus clair, voici quelques cas de figure d'attitudes de personnes qui ont confiance en elle et celles qui n'en ont pas :

S'entraîner : la clé pour bien faire quelque chose est de le faire souvent et de pratiquer le discours ne fait pas exception. Que ce soit devant votre animal de compagnie, devant votre conjoint ou devant votre miroir, entraînez-vous à vous exprimer. Je me souviens avoir été très stressée à l'idée de demander une augmentation à ma cheffe. Je me suis alors entraînée nuit et jour toute seule à structurer mon discours et donner des arguments pour et contre. Pratiquer ce que vous direz à l'avance vous aidera à anticiper les réponses et peut-être les objections.

L'expert en prise de parole en public, Dale Carnegie recommande d'utiliser un microphone pour s'enregistrer. Ainsi, vous aurez un bon moyen de déterminer si votre rythme de parole est adéquat, si vous respectez les bonnes pauses et également d'évaluer votre voix. Votre smartphone vous permet de le faire !

Contrôler son intonation : les gens posent des questions lorsqu'il leur manque des informations ou qu'ils veulent obtenir l'approbation d'une idée ou d'une décision. Bien qu'il n'y ait rien de mal en soi dans l'une ou l'autre de ces situations, les deux peuvent vous donner l'air de ne pas savoir ce que vous dites ni de maîtriser votre sujet. Marquez la fin d'une phrase avec une intonation descendante et soyez sûr de vos propos. Votre voix n'est pas censée devenir aiguë à la fin d'une phrase. Maintenir un ton uniforme sera nettement plus audible pour votre assemblée.

Ralentir : Carmine Gallo, auteur de Talk Like TED, affirme que 190 mots par minute est le taux idéal de parole pour parler en public. À cette vitesse, votre public aura moins l'impression que vous racontez un texte, mais plutôt que vous avez une conversation avec lui. Si vous parlez trop lentement, vous courez le risque d'endormir votre public. Et dans le cas où vous parlez trop vite, vous semblez être un amateur bien trop nerveux qui se dépêche de cracher son discours pour filer tout droit dans les coulisses puis retourner pleurer. C'est pourquoi 190 mots par minute est le débit idéal que vous devriez viser.

Utiliser ses mains : le langage corporel qui accompagne votre message est tout aussi important que les mots qui sortent de votre bouche. Le public perçoit considérablement mieux les conférenciers qui utilisent l'espace et une grande variété de gestes pour accompagner leur discours, selon Carol Kinsey Gorman, consultante en communication non-verbale. Alors que certains gestes physiques, tels que jouer avec ses vêtements ou toucher ses cheveux, peuvent distraire ou transmettre un manque de confiance... Utiliser vos mains lorsque vous parlez est un excellent moyen de communiquer votre connaissance sur le sujet que vous abordez.

Arrêter de demander des excuses : cela vous concerne si vous commencez vos phrases par « Ce n'est que mon opinion », « Désolé », « Je travaille toujours là-dessus » ; ou un certain nombre d'autres préalables négatifs ou inutiles. La plupart des gens le font par habitude ou par nervosité, mais les mises en garde que vous allez incorporer dans votre message peuvent endommager celui-ci et décrédibiliser votre confiance et le ton confiant que vous utilisez. Au lieu de cela, dites ce que vous voulez dire et rien d'autre. Par exemple, « Nous devrions donner une direction différente à ce projet » est beaucoup plus convaincant que « Eh bien, je pense que nous devrions donner une meilleure direction à ce projet, mais j'essaie toujours de trouver la meilleure voie à prendre. »

S'hydrater : les chanteurs professionnels prennent toujours le temps de s'hydrater avant un concert. Bien que vous n'alliez peut-être pas faire la première partie d'une prestigieuse artiste, l'hydratation est tout aussi importante avant le discours que vous donnerez ou la conversation que vous aurez avec quelqu'un. Des études montrent les effets positifs de l'hydratation sur les cordes vocales. Fondamentalement, les maintenir hydratées améliore le son de la voix. La meilleure façon de rester hydraté est de boire tout au long de la journée, car généralement, lorsque vous ressentez de la soif, il est déjà trop tard.

Exprimer sa gratitude : la gratitude, encore et toujours. Le Dr Ramiro Zuniga explique le lien entre la gratitude et la confiance. « Lorsqu'un leader fait preuve de gratitude, cela aide à créer une atmosphère positive. Être reconnaissant transmet le message que tout va bien et qu'on est tourné vers l'avenir, que l'on ne ressasse pas le passé. Ainsi, remercier les collègues et les subordonnés directs pour leurs contributions et leurs réalisations est une autre façon de dire que l'entreprise est florissante et sur la bonne voie pour faire encore mieux face à l'avenir. Commencez la conversation avec un peu de gratitude, par un « Merci d'être venu », instaurez ainsi de la confiance et une énergie positive pour l'ensemble de votre audience.

Sourire : rien de mieux que de parler avec le sourire. Bien sûr, le cadre de la discussion doit s'y prêter. Si vous allez annoncer à vos collaborateurs une restructuration et la suppression de postes, abstenez-vous. Autrement, n'hésitez pas à faire preuve d'entrain, de bonne humeur et peut-être même de faire l'usage de quelques blagues. Christine Clapp, experte en prise de parole en public à l'Université George Washington, explique les bienfaits d'un sourire lors d'un discours, tant sur l'orateur que sur le public. « Sourire rend non seulement votre voix plus agréable à écouter, mais il transmet également la confiance... Vous aurez l'air amical et accessible. C'est une raison plus que suffisante pour sourire la prochaine fois que vous donnerez une conférence importante. »

Utiliser les silences à votre avantage : qu'est-ce qui vous effraie le plus à l'idée de parler en public ? Pour beaucoup de gens, c'est le silence. Ils s'inquiètent d'oublier une idée importante ou de perdre le fil au milieu d'une phrase. Les conférenciers qui tentent d'engager leur public avec des questions craignent que personne ne réponde. Mais le silence n'est pas votre ennemi. Il peut en fait être un puissant outil de projection de confiance. Gary Genard, coach professionnel de la parole, souligne que le public a besoin de pauses stratégiques afin de retenir et de comprendre les points importants.

Adopter une bonne posture : nous l'avons vu dans le schéma développé précédemment, mais avoir la tête haute et le sternum ouvert, en plus de vous donner un air confiant, va améliorer aussi le son de votre voix. Une bonne posture vous permet de libérer votre diaphragme, d'inspirer profondément à travers votre abdomen, c'est comme cela que les acteurs et autres orateurs publics projettent leurs voix pour résonner clairement dans tout l'espace. Donc, pour maximiser la puissance de votre voix, asseyez-vous ou tenez-vous droit puis respirez profondément.

L'attitude des gens confiants

1. Ils croient en leur timing : vous ne verrez jamais quelqu'un qui est sûr de lui harceler les autres pour obtenir des réponses. Je m'explique : lorsque je postulais des emplois, il m'arrivait souvent d'appeler quelques jours après pour savoir où en était mon dossier. J'écrivais aussi un mail en plus pour dire qu'il fallait m'engager. Même si ce trait de caractère peut être appréciable pour une partie des gens, je sais que chez moi cela sonnait comme : « Je ne me sens pas capable, j'ai peur de l'avenir, rassurez-moi et dites-moi que tout ira bien. » Les gens vraiment confiants savent qu'ils obtiendront ce qu'ils veulent de la vie en temps voulu. En conséquence, ils ne courent pas partout à la recherche de l'approbation des autres en leur parlant de leurs grands projets. Au lieu de cela, ils agissent comme : « je peux et je vais apprendre de tout le monde ». Ils s'entourent d'ailleurs de personnes qu'ils apprécient et pour apprendre d'elles. Il n'y a aucune intention de flatter leur ego. La prochaine fois que vous serez en groupe, notez qui guide la conversation et comment. Qui pose les questions les plus réfléchies et qui écoute plus qu'il ne parle ? Les personnes confiantes n'ont pas besoin de contrôler une conversation. Ils connaissent leur propre valeur et n'ont pas besoin d'en faire des tonnes. Ils veulent en apprendre davantage sur les objectifs, les rêves et les passions des gens qui les entourent.

2. Ils connectent les autres de manière proactive : les gens confiants sont des généreux dans l'âme et ils sont constamment à l'affût pour aider les autres à atteindre leurs objectifs. Une façon de le faire est de partager leur réseau et de connecter des personnes partageant les mêmes idées toutes les fois qu'elles en ont l'occasion. Ces gens confiants sont certains que des synergies se créent entre les personnes et que cela est bénéfique pour les projets de tout le monde. Non seulement cela, mais lorsqu'il s'agit de présenter les gens, ils prennent le temps de le faire d'une manière réfléchie. Comment vous sentez-vous quand quelqu'un vous présente du genre... « Tu dois rencontrer absolument Stéphanie. C'est la fille dont je te parlais et qui est tellement intelligente. » C'est beaucoup mieux que de simplement dire « Hé, c'est ma collègue Stéphanie. »

3. Ils partagent librement leurs idées : par ailleurs, en plus de partager leur réseau, les personnes confiantes ne rendent pas confidentielles leurs idées. Elles sont persuadées de la valeur de leur expérience de vie et à quel point cela pourrait profiter aux autres. En fait, elles dispensent des conseils autant qu'elles le peuvent. Attention, il ne s'agit pas là d'imposer un point de vue ou une façon de penser. Uniquement de partager des expériences vécues dans le but d'aider la personne en face de soi. Les personnes confiantes se posent ces questions parce qu'elles reçoivent une grande satisfaction à aider les gens à atteindre leurs objectifs. De plus, ils reconnaissent que la vie est courte et que la meilleure façon de voir leurs idées se transformer en réalité est de les donner à d'autres personnes.

4. Ils persévèrent intelligemment : les gens confiants savent ce qu'ils veulent, et ils ont le courage de continuer à se battre pour cela, même lorsque la chance ne semble pas jouer en leur faveur. Ce qui sépare les vrais confiants des trop confiants, c'est leur capacité à demander conseil à des personnes ayant des points de vue différents. Non seulement cela, mais les gens confiants ne craignent pas de changer d'avis lorsqu'une alternative leur est présentée. La question n'est pas de savoir qui a raison ou tort. S'il y a une meilleure idée, des gens confiants l'adoptent malgré le fait qu'elle soit différente de leur idée de départ.

5. Ils ne s'accrochent pas aux choses qu'ils ne contrôlent pas : les gens confiants se battent pour bien faire les choses. Mais ils reconnaissent aussi qu'une grande partie de ce qui se passe dans la vie est hors de leur contrôle et ils n'ont aucun mal à se dire : « J'ai fait ce que je pouvais, maintenant ce n'est plus de mon ressort. » Pesez les options, demandez conseil à des personnes que vous respectez, prenez une décision, laissez les choses se dérouler, tout en étant certain que ce qui vous est destiné, trouvera le moyen de vous rejoindre.

6. Ils se révèlent cohérents verbalement et physiquement : de nombreuses études sur la manière de communiquer ont démontré que la cohérence entre ce qui est dit à haute voix et ce qui est montré avec la gestuelle devient crucial pour établir la confiance. Les gens confiants comprennent l'importance de cela puis lorsque vous êtes en leur compagnie, vous verrez non seulement qu'ils deviennent attentifs, mais vous le sentirez. Dans la façon dont ils positionnent leur corps et établissent un contact visuel par exemple. Ils se penchent plus près de

vous quand ils sentent que quelque chose signifie beaucoup pour vous ou lorsque vous leur confiez quelque chose d'important.

7. Ils ne demandent pas l'approbation des autres : les gens confiants n'attendent pas que le feu vert leur soit donné pour entreprendre une action ou pour libérer leur parole. En effet, ils sont sûrs que leurs actions ou leurs paroles auront leur puissance et qu'en les partageant cela deviendra bénéfique pour l'ensemble des personnes. Ils n'hésitent pas non plus à donner leur avis, même si cela ne va pas plaire à tout le monde. Les personnes confiantes, en fin de compte, sont libérées du regard des autres. Elles ne cherchent absolument pas à plaire et c'est cela qui les rend libres.

8. Ils célèbrent le succès des autres : si vous savez ce que vous voulez puisque vous êtes sur la bonne voie pour y parvenir, qu'est-ce qui vous empêche d'être vraiment heureux pour quelqu'un qui s'est battu pour atteindre l'un de ses objectifs ? Les personnes confiantes prennent un réel plaisir à voir les autres réussir et reconnaissent l'importance de soutenir les autres. Elles se souviennent de la façon dont elles aussi ont eu besoin du soutien des autres à un moment de leur vie. Je vois cela régulièrement en photographie par exemple. Je suis la première à féliciter mes pairs sur leur travail. Je trouve crucial de s'entraider, de partager et de s'encourager. Il y a de la place pour tout le monde. Vous verrez d'ailleurs que se réjouir pour les autres est un sentiment qui apporte du bonheur. Dans le temps où je me sentais en insécurité constante, je me méfiais du succès des autres. Je les jalousais et les prenais pour mes ennemis. Aujourd'hui, je me suis rendue compte que la jalousie n'était

qu'une conséquence de mon manque d'estime et que ce n'était pas en éteignant les autres que j'allais trouver la lumière.

Dans ce chapitre, nous avons donc vu à quoi ressemble le regard plein d'assurance. D'abord dans sa gestuelle, puis dans son discours, ensuite dans son comportement en général. Si vous n'êtes pas à l'aise devant une assemblée, ce n'est pas la peine de vous condamner, vous pouvez le travailler. Mais souvenez-vous que l'ensemble de votre posture ainsi que l'intonation de votre voix et le débit de vos mots traduisent votre manque de confiance ou pas. Si vous ne ressemblez pas exactement à quelqu'un de confiant aujourd'hui, ce n'est pas une fatalité et plus vous croirez en vous, plus vous vous en rapprocherez.

Chapitre 7 - Changer l'image que vous avez de vous-même

Dans ce chapitre, nous allons définir ce que nous appelons l'image de soi, et la manière dont il est possible de se voir autrement. Nous verrons qu'il existe un lien étroit entre l'image que vous avez de vous-même et de votre confiance. Nous vous donnerons des clés afin de changer de perspective et vous regarder sous votre meilleur jour, et ainsi devenir votre plus grand supporter.

L'image que vous avez de vous, c'est la projection mentale que vous vous faites de votre propre personne. Métaphoriquement, c'est un tas de papillons adhésifs que vous vous êtes collé sur chacune de vos parties du corps, et que vous avez nommé par un adjectif. Les miens seraient par exemple, ronde, petite, myope, naïve, etc. Nous l'avons vu précédemment, l'image de soi se développe durant l'enfance. Je me souviens par exemple que lorsque j'avais 7 ou 8 ans, je passais beaucoup de temps dans les magasins d'habits à essayer des vêtements seulement pour le plaisir. J'adorais copier les styles de mes idoles de l'époque, mais je n'avais pas leur physique. J'étais un peu ronde et je me souviens qu'une vendeuse m'avait dit que « j'avais un gros ventre ». Cela aurait pu passer inaperçu, mais pour moi ce commentaire a été d'une grande violence. À tel point que mon regard sur moi ne se portait plus que sur mon ventre. Je me sentais extrêmement complexée. Et cette vendeuse n'était pas la seule à me faire remarquer mes kilos en trop. Dans mon entourage, aussi, les gens se permettaient des petites remarques. De ce fait, j'ai porté durant longtemps le complexe de mes poignées d'amour et je me suis construite sur cette représentation de moi. Que je perde du poids ou pas. Cependant, ce n'est pas parce que tout le monde se moquait de vous durant la petite enfance que vous êtes prisonnier et victime de votre passé éternellement. Rappelez-vous : libérez-vous de votre passé.

Il est ainsi possible de créer une image de vous qui soit positive et de pratiquer l'indulgence à l'égard de vous-même. Je ne sais pas si vous l'avez déjà remarqué, mais lorsque vous vous regardez dans un miroir, vous ne vous voyez généralement pas tel que vous êtes. Tandis que si vous êtes pris en photo ou en vidéo, et que vous vous voyez, alors ce sera d'une manière complètement différente. J'ai pris récemment une quinzaine de kilos. J'évitais de plus en plus les miroirs, mais lorsque je me regardais, je ne voyais pas d'immenses changements. Au niveau de mes vêtements en revanche, tout commençait à être trop petit. C'est quand je suis montée sur la balance, après un an, que le verdict s'est montré sans appel, quinze kilos en plus. Que s'est-il passé ? Je ne me suis jamais vue mince dans la glace. Mon poids a toujours été une source de conflit interne et il n'y a que lorsque je vois des photos de moi, plus mince, que j'arrive à réaliser que j'étais réellement mince. Mais ma vision de moi-même a toujours été biaisée par une série d'éléments.

Pour changer votre image de vous-même, vous devez donc commencer par vous accepter et vous aimer. Cela vous permettra d'être aimé et accepté par les autres. Voici les étapes pour développer une image de vous positive…

Faites un inventaire de vos papillons adhésifs. Blague à part, je vous conseille vivement de prendre un petit tas de ces papillons et de noter tous les adjectifs et les qualifications qui vous viennent à l'esprit quand vous pensez à vous. Et soyez le plus franc possible. Ne soyez ni trop modeste ni trop sévère. Parlez-vous avec franchise.

Faites le point. Il est temps maintenant de réfléchir à l'inventaire que vous avez fait. Classez vos papillons adhésifs en trois colonnes. Ce qui vous complexe énormément, ce avec quoi vous pouvez vivre sans problème et enfin vos qualités, qui vous donnent confiance en vous. Celles-ci peuvent être tant physiques que mentales. Vos qualités peuvent être, par exemple, votre générosité, vos beaux yeux bleus, votre gentillesse. Ce avec quoi vous pouvez vivre sans problème peut être votre taille, votre caractère obstiné. Puis ce qui vous complexe peut être votre poids, vos dents et votre manque de culture.

Sollicitez l'aide de vos amis : demandez à deux amis proches de parler de vos points positifs et de vous complimenter. Même si cela ne semble pas naturel, et que si comme moi, en ayant une faible estime de vous-même, vous détestez les compliments, je vous assure que cet exercice vous mettra face à une réalité bien différente. En effet, ce que vous vous dites face à une glace est parfois complètement biaisé. Vos amis, bien qu'avec ce jeu un petit peu subjectif, le joueraient tout de même suffisamment et vous diraient vos quatre vérités.

Changez ce que vous ne pouvez accepter, acceptez ce que vous ne pouvez pas changer : sur la totalité de vos petites notes, ainsi que sur la totalité des compliments que vous aurez reçus de vos amis, quelles sont les choses qui vous complexent, mais que vous ne pouvez pas changer. Imaginons que votre petite taille ait été un élément que vous avez mis dans les choses qui vous complexent, de quelle manière vous pourriez changer cela pour que cela ne vous mine plus le moral ? Est-il envisageable de faire une opération de chirurgie pour vous grandir ? À quel prix ? Je pousse bien sûr le trait volontairement. Ici, il s'agit d'avoir une vraie conversation rationnelle avec soi-même. Certes votre petite taille vous complexe, mais quels sont les moyens qui pourraient vous aider à améliorer la situation ? Porter des talons ? Et pour les hommes, des chaussures à talonnettes ? Il n'y a ni bonnes ni mauvaises réponses. Je vais même vous donner un secret, un raccourci qui vous fera économiser pas mal d'énergie. Toutes les choses qui vous complexent et qui semblent impossibles à changer seront résolues le jour où vous les acceptez.

S'accepter est la clé pour aimer ses défauts et se valider comme personne. Et c'est souvent le problème dans les régimes. Combien de personnes en surpoids choisissent d'abord de faire une diète drastique puis du sport à outrance, ensuite, oublient de s'aimer en premier. C'est ainsi qu'elles se font souffrir, travaillent contre elles-mêmes au lieu de devenir leur plus grand supporter puis créent de la frustration. Les choses ne seraient-elles pas plus simples si, au lieu de cela, ces personnes se disaient. « Je m'aime et je mérite le meilleur. » Ainsi, peut-être apprendraient-elles à ne donner que le meilleur à leur corps, à arrêter de fumer ou de se droguer.

Identifiez vos notes « enfant mal-aimé » : ce jeu des papillons adhésifs, c'est aussi une merveilleuse occasion de vous réconcilier avec le passé. Lorsque vous analyserez les adjectifs par lesquels vous vous appelez, vous en verrez probablement certains qui datent de votre enfance ou qui ont un lien étroit avec des moqueries de cette période. Pour ma part, mon ventre. Et même si cet exercice est personnel, n'hésitez pas à le faire avec quelqu'un de proche et de commenter ce à quoi vous pensez. Jouez le jeu, vous aurez tout à y gagner.

La comparaison est votre ennemie : à nouveau, lorsque vous identifierez vos notes, les adjectifs du style « grosse », « trop maigre », « bête », doivent avoir un écho. Et c'est un point extrêmement important. « Trop maigre » par rapport à qui ? À quoi ? Pour plaire à qui ? Si une de ses questions se répond par « les autres » alors je vous avertis déjà. Vous ne vous battez pas pour les bonnes raisons. Car quoiqu'il arrive, vous serez toujours la plus belle personne pour quelqu'un, la plus intelligente et inversement pour quelqu'un d'autre. Vous devez vous plaire à vous-mêmes en premier. Je sais que c'est très difficile, étant donné que nous baignons tous les jours dans les diktats de la mode ainsi que des réseaux sociaux, mais quand même. Ne vous comparez pas aux autres, ni physiquement, ni mentalement, ni professionnellement. Ensuite, votre partenaire n'a pas à vous demander de changer. S'il vous aime, c'est dans votre entièreté.

Développez vos forces : nous nous sommes focalisés sur les papillons adhésifs qui reflétaient votre talon d'Achille, il est temps maintenant de se concentrer sur ceux qui font votre force. Vous aimez vos yeux ? Regardez cela en premier lorsque vous vous regardez dans la glace. Et si vous vous maquillez, assurez-vous de les mettre en valeur le plus possible. Vous vous trouvez travailleur ? N'hésitez pas à faire un bilan de compétences auprès d'un professionnel, à mettre sur papier toutes vos expériences et vous remémorer toutes les fois où vous avez « cassé la baraque » au travail. Il n'y a absolument rien de prétentieux à cela. La société, en plus de souvent nous complexer, nous apprend largement à « ne pas trop en faire », à « rester à sa place ». Ne vous faites pas plus petit que vous ne l'êtes et ne craignez pas de briller.

Apprenez à vous aimer : optez pour un discours indulgent à votre égard. Stoppez les micro agressions, car votre conscient et votre subconscient enregistrent tout. Si vous vous traitez de nul à chaque fois, de moche, etc. Vous finirez par y croire vraiment. Apprenez à prendre du temps pour vous. J'ai remarqué que quand je ne me sens pas dans mon assiette, je prends soin de moi, de mes cheveux, je me maquille et mon moral va déjà un peu mieux.

Écrivez des affirmations positives : les affirmations positives fonctionnent lorsqu'il y a une réelle intention derrière elles. Pour ce faire, n'hésitez pas à prendre des petites cartes en papier et y noter une à trois phrases qui vous font vous sentir mieux et qui pourraient à terme changer la vision que vous avez de vous-mêmes. Exemple... « Je m'accepte telle que je suis, avec mes défauts et mes qualités. » C'est une phrase simple et pourtant puissante, car elle parle de l'acceptation tant des qualités que des défauts. Deuxième exemple. «J'ai le cœur sur la main et mes amis apprécient ma générosité. » Évitez cependant d'utiliser la négation. Les phrases telles que... «Je ne suis pas grosse. » Le cerveau ne fait pas la distinction et va comprendre le mauvais message.

Influence sur la vie quotidienne d'avoir une bonne image de soi

Vous remarquerez que votre relation à vous-mêmes a une influence directe sur votre rapport aux autres. J'aimerais illustrer ces propos par une expérience qu'un de mes amis a vécue. Il y a de cela quelques années, mon meilleur ami est tombé fou amoureux d'une fille. Le coup de foudre était réciproque et ils n'ont pas tardé à emménager ensemble et de se faire de belles déclarations au coin du feu. La seule ombre au tableau était que cette fille avait de gros complexes physiques. Elle était anorexique et boulimique et le rapport à son corps était catastrophique. Mon ami tentait de l'aider en lui disant à quel point il la trouvait belle, seulement, elle n'y croyait pas. Pire. Elle avait développé une jalousie maladive à tel point qu'elle ne le laissait plus me rencontrer ni même voir ses amis. Elle était persuadée qu'elle ne méritait pas l'amour des autres et était convaincue que mon ami lui tournerait le dos à peine une belle fille pointerait le bout de son nez. Ce mal-être s'est traduit par des crises d'hystérie gigantesques, de la jalousie à outrance et une possessivité bien trop excessive. Puis, un jour, la crise de trop a éclaté et mon ami a décidé de quitter cette fille. L'ironie du sort est qu'il m'assurait l'aimer, qu'elle ait quinze kilos de plus ou quinze kilos de moins. Mais il n'en pouvait plus d'être enfermé à la maison et de subir le manque de confiance de sa partenaire.

Par cet exemple, je souhaite montrer que le fait d'être bien dans ses baskets, c'est aussi de profiter de la vie avec les autres. Lorsque j'ai souffert d'acné sévère et que je partais en vacances avec mes amies, j'étais incapable de profiter du moment présent, tant je me comparais à mes copines. Je me demandais pourquoi elles pouvaient passer autant de temps au soleil sans n'attraper aucun bouton, alors que je souffrais au contact du moindre rayon. Si je m'étais acceptée, je n'aurais pas eu ce genre de réflexion et je me serais ancrée dans le moment présent pour en profiter au maximum. L'image de soi est importante, car elle affecte votre manière de vous conduire avec autrui. Elle affecte également votre estime de vous puis bien sûr votre confiance en vous.

Effectivement, l'image que les autres ont de nous, qu'elle soit biaisée ou non, est par ailleurs l'image que nous pensons que les autres ont de nous. C'est pour cela que lorsque vous dites à quelqu'un... « Mais je t'assure que tu n'as pas un gros nez ! », la personne n'en croira pas un seul mot. Avoir confiance en soi, c'est avoir une haute estime de soi, et donc une bonne vision de soi-même.

En quoi l'image de soi est-elle importante ?

Il est important de vous voir positivement lorsque vous pensez à vous. La façon dont vous vous voyez va affecter vos pensées ainsi que votre réalité. Vous le sous-estimez peut-être un peu trop, mais l'image de soi a un lien très fort avec le bonheur que vous ressentirez dans votre quotidien. La confiance est partout, dans les relations que vous entamez, les emplois auxquels vous postulez, les entreprises que vous souhaitez créer. Si vous présentez une image de vous, confiante, les gens seront plus enclins à venir vers vous, vous deviendrez aussi plus susceptibles d'user de culot pour ouvrir des portes qu'on vous laisserait fermées.

Il y a quelques années, j'ai vécu une relation amoureuse assez tumultueuse. Celle-ci a duré neuf mois, pourtant, elle a fait les mêmes dégâts qu'une histoire de plusieurs années. La personne avec qui j'étais n'avait pas une bonne image d'elle-même. Cet homme manquait de confiance en lui et en conséquence espionnait mon téléphone à chaque fois qu'il en avait l'occasion. Il avait le besoin de plaire à tout prix et n'était pas prêt à s'engager sur le long terme. Le fait que je plaise aux autres était un motif d'insécurité pour lui et il me le faisait bien comprendre. Il a même essayé de me piéger une fois, en demandant à ses amis de venir me draguer. Lorsqu'il a mis un terme à notre relation, il a utilisé le prétexte de mon comportement. Le fait que je plaise trop et que j'aie un comportement d'allumeuse. Avant cette relation, je me maquillais, je prenais soin de moi, je m'habillais sexy, etc. Depuis ses mots, je me suis mise à porter des gros pulls puis à ne plus faire d'efforts. L'image de soi est en conséquence très importante, surtout lorsque nous souhaitons entamer une relation avec quelqu'un. Je serais même de l'avis de dire qu'il faut tomber amoureux de soi-même en premier avant de vouloir tomber amoureux de qui que ce soit. Car en plus de ne pas se faire confiance, nous pouvons faire perdre confiance à la personne que nous fréquentons.

Une étude a été menée pour démontrer le lien entre l'image que nous avons de soi, sa propre estime et le succès que nous aurons en fonction de cela. Quelque mille huit cents personnes ont été interrogées durant plus de douze ans aux États-Unis. Au terme de cette étude, il a été conclu que ce n'est pas le succès qui avait le plus d'influence sur le succès, mais bien l'estime de soi qui l'influence en premier. Il ne faudrait donc pas attendre d'être riche, connu ou performant dans son travail pour avoir une bonne image de soi. Les chercheurs ont établi que le sentiment de sa propre valeur est une caractéristique relativement stable de la personnalité. « Qu'elle soit faible ou forte, l'image de soi d'une personne ne variera pas beaucoup un an plus tard, ni du reste cinq ou dix ans après. », explique Ulrich Orth, l'instigateur de cette enquête. Il a été également remarqué que le fait de perdre son travail, de se séparer de son conjoint ou d'avoir énormément de réussite à son travail ne modifie pas la confiance en soi. Toujours selon les réalisateurs de cette enquête, l'image de soi a une composante héréditaire qui mute ensuite avec les influences de l'environnement. L'étude a par ailleurs fait remarquer que l'image de soi restait en croissance positive jusqu'à l'âge de soixante-cinq ans, pour ensuite redescendre. Cela pourrait provenir du fait de vieillir, de dépendre d'une institution et de n'être plus capable de s'occuper de soi-même.

Estime de soi et ego

J'ai eu tendance, à un moment donné dans ma vie, d'assimiler l'estime de soi et l'ego. Pourquoi est-ce que, quand je me dévalorisais le plus, mon ego n'avait jamais été aussi présent. Typiquement, avec la photo, lorsque je n'avais aucune connaissance, que personne ne connaissait mon travail, c'est là où je montrais le plus, où j'étais la plus arrogante aussi. J'ai eu la chance de lire un ouvrage intitulé « 10 astuces pour booster l'estime de soi d'un enfant : ni pantin ni enfant-roi », écrit par Marjorie Moulineuf. Ce livre parle de l'enfance et de la manière dont un parent devrait traiter l'image qu'a de lui-même son enfant. L'auteure explique qu'une basse estime de soi entraîne des peurs, des blocages et de la dépendance affective. L'image positive de soi vient du sentiment d'être aimé, d'être utile et d'être compétent. En somme d'être « assez ». Quand il s'agit de différencier l'estime de soi et l'ego, selon l'écrivaine, l'estime de soi pousse à faire ce qui est juste pour eux et pour les autres, en accord avec leurs valeurs. L'ego, quant à lui, pousse les gens à montrer et justifier leur image aux yeux du monde. Cela concorde exactement avec le mécanisme que j'avais mis en place il y a quelque temps. Complexée par mon manque de connaissance en photo, tout était bon pour montrer mon appareil photo, le peu de shootings que je faisais et à m'éparpiller sur des débats sans queue ni tête. Mon message aux yeux du monde résonnait comme cela... « Aimez-moi s'il vous plaît. » ; « Donnez-moi la reconnaissance dont je manque cruellement. » Et bizarrement, c'est lorsque j'ai pris un peu de recul et que j'ai échoué lourdement lors d'une mission photo que l'on m'avait confiée, que je suis enfin redescendue sur terre. J'ai repris les bases de la photographie depuis le début et j'ai accepté d'avoir tort, d'être ignorante. Aujourd'hui, bizarrement, je n'ai jamais fait autant de séances photo, acquis autant de matériel, mais je ne le montre plus sur les réseaux. Je ne ressens même plus le besoin de le diffuser à tort et à travers. Je préfère faire ce que je dis plutôt que de dire ce que je ne vais finalement pas faire.

Tony Robbins, célèbre accompagnateur en développement personnel et conférencier à succès, place très souvent la confiance en soi au cœur de ses sujets. Celui-ci parle de la manière de bâtir une confiance en béton pour ensuite réussir dans les domaines de sa vie. Il parle du lien entre l'énergie et la confiance en soi. Avec quelle intensité allons-nous mettre de l'énergie dans les actions de la vie. Il explique notamment que des couples viennent le voir pour dire que cela ne va plus entre eux. Il leur dit que c'est bien normal, car ils n'ont plus d'énergie. Le fait de se rendre au travail tous les jours et de se laisser pousser par la routine nous rend quelque part apathique. Il faudrait alors commencer à faire de l'exercice, stimuler son cerveau, etc. La méthode de Robbins serait d'abord de créer une base en apprenant à se connaître, ses forces, ses faiblesses, ses valeurs et ses aspirations. Et à partir de cette base, apprendre à déconstruire. Penser à se récompenser, chaque petit succès est à célébrer. Aussi, plus vous les récompensez et plus vous prenez confiance.

Tony Robbins, faisait faire à l'audience, un exercice lors de son séminaire qui a beaucoup de résonance par rapport au thème de ce livre. En effet, il proposait aux gens de s'asseoir, de fermer les yeux, puis leur disait de les ouvrir et de chercher quelque chose de couleur brune. Ensuite quelque chose de couleur rouge. Et cela le plus vite possible. Il voulait en arriver à la conclusion que tout ce que nous cherchons, nous finissons par le trouver. Il a demandé à son audience... « Combien d'entre vous ont aussi pris du bordeaux pour trouver encore plus de rouge dans la salle ? » Transposé à la vie, cela prend tout son sens. Diriger son intérêt sur quelque chose, en faire son cheval de bataille permet d'atteindre ses objectifs. Il a également demandé à son assemblée de réfléchir à des choses dont ils étaient fiers à l'heure actuelle. Typiquement, lorsqu'ils ont eu un problème dans leur vie et au lieu de s'enfuir, ils ont choisi de faire face. Il incite finalement les gens à se poser des questions différentes. Au lieu de se demander « pourquoi je n'ai pas de succès à … » plutôt se demander : « comment je pourrais… ». Nous jouons sur les mots, mais finalement, ce sont les petits fleuves qui font les grandes rivières.

Dans ce chapitre, nous avons donc vu la manière dont l'image que nous avons de soi influence notre estime et finalement notre épanouissement ou non. Au travers d'études menées par des spécialistes, et de conférenciers expérimentés, nous avons vu que l'image qu'on a de soi a une influence sur notre succès et non l'inverse.

Chapitre 8 - Comment développer un état d'esprit solide

Dans la quête de l'estime de vous et de l'amour de vous, votre état d'esprit sera votre meilleur ami. C'est lui qui vous permettra de changer de perspective et de vous voir sous un nouveau jour par exemple. Nous allons donc voir dans ce chapitre comment développer un état d'esprit solide, comment ne plus se laisser impressionner par ses propres peurs et encourager la persévérance ainsi que la ténacité.

Vos pensées sont et font votre réalité. Au sens le plus simple et basique, nous pourrions dire que l'état d'esprit est la manière d'être à un certain moment dans une certaine situation. Dans son livre intitulé : « Mindset: The New Psychology of Success », Carol Dweck établit qu'il existe plusieurs états d'esprit et que ceux-ci résultent de nos croyances. D'ailleurs, deux familles se distinguent, l'état d'esprit fixe et l'état d'esprit de croissance. Le premier postule que chaque être humain naît avec des points forts et des points faibles. Ceux-ci resteront inchangés jusqu'à la fin de notre vie. Ils nous ont, en effet, été donnés à la naissance, telles des cartes de poker distribuées au hasard, et peu importe les efforts fournis pour s'améliorer, rien ne changera. Les personnes qui tendent à avoir un état d'esprit fixe éviteront les situations qui seraient susceptibles de révéler leurs faiblesses. D'après leur perception, l'estime de soi est un capital à la valeur inestimable, qu'il ne faudrait entamer sous aucun prétexte. Dans le sens contraire, ces personnes auront tendance à nourrir les domaines dans lesquels ils excellent. D'une certaine façon, ils restent dans leur zone de confort, se reposent sur leurs acquis et ne prennent, pour rien au monde, le risque de se challenger. Il ne leur vient pas à l'esprit non plus que leurs compétences puissent évoluer. Tout est question de don et d'aptitude innée à être à l'aise dans un certain domaine ou, au contraire, être nul. Lorsqu'une personne avec un état d'esprit fixe échouera dans une situation donnée, elle prendra cet échec comme une validation de ces croyances limitantes. Vous l'entendrez dire des choses comme... « Eh bien voilà ! Je vous l'avais bien dit que je ne pourrais jamais perdre de poids. Mon organisme est trop vieux et je ne suis pas sportif ! ».

A contrario, l'état d'esprit de croissance part du postulat que les qualités et les aptitudes peuvent être travaillées et améliorées. Les défauts et parts d'ombre chez les personnes peuvent être corrigés. Pour ceux qui cultivent cet état d'esprit, tout est une question d'apprentissage. D'ailleurs pour eux, les défis sont les bienvenus. La persistance et le dévouement sont les maîtres-mots de ces personnes. Les efforts ne sont jamais de trop, car tout est matière à être amélioré. Vous entendrez plus facilement ces personnes dire... « D'ici quelque temps, je serai capable de courir 1 km de course à pied et de perdre un tour de taille. » Ils s'améliorent grâce aux feedbacks externes et se mettront davantage en danger, parce qu'ils savent qu'il n'y a qu'à l'extérieur de leur zone de confort qu'ils ont la possibilité de devenir meilleurs.

Avoir un état d'esprit fixe, c'est en quelque sorte stagner dans plusieurs niveaux de sa vie. C'est en effet le potentiel qui n'est que très peu exploité. Ce qui est regrettable lorsque nous savons que l'être humain a un potentiel illimité. C'est d'ailleurs ce dont est persuadée la personne avec un état d'esprit de croissance. Celui-ci exploite toutes les capacités dont elle pourrait faire preuve et son sentiment de liberté y est plus important.

Voici quelques clés pour vous aider à changer votre état d'esprit.

Garder le cœur ouvert : couchez-vous avec des incertitudes. Lorsque les gens sont sûrs des choses, ils voient le monde immuable et impossible à changer. J'ai longtemps été persuadée que je ne saurais jamais régler un appareil photo, que je n'en semblais pas capable. Qu'il fallait un diplôme pour donner des conseils et que je n'étais pas une personne créative. J'ai désormais le cœur ouvert et je suis partante pour toutes les nouvelles expériences que la vie vient me proposer. Chaque nouvel obstacle sur ma route me donne confiance en moi et me fait comprendre que je peux tout surmonter.

Lisez le témoignage de personnes inspirantes, la lecture est une fabuleuse porte sur le monde. J'ai récemment lu la biographie d'Oprah Winfrey, qui explique son histoire de réussite et à quel point il lui a fallu croire en elle alors que personne ne le faisait. Cela m'a donné beaucoup de courage et m'a permis de comprendre que seul l'état d'esprit fait la différence.

N'abandonnez pas face à la difficulté : ce n'est pas parce que quelque chose est difficile, ou que vous échouez, que vous n'y arriverez pas. Lors de mes études, j'ai connu trois années consécutives d'échecs avant de réussir brillamment mes études d'économie d'entreprise. Pourtant, des membres de ma famille m'avaient traitée de folle lorsque j'ai dit que je voulais continuer. Ils n'ont pas cru en moi, et c'est là que j'ai décidé de me faire confiance. Et cela a fonctionné.

Les peurs

Si vous pensez que vous n'avez peur de rien, alors vous devez à tout prix trouver des choses qui vous effraient. Généralement, quand vous n'avez peur de rien sauf de la mort, c'est que vous restez bien installé dans votre zone de confort, en attendant que... Et j'ai aussi été comme ça. Je travaillais à 100 %, mon salaire tombait tous les mois, je payais mon loyer, mes factures puis mon épargne grossissait à vue d'œil. Seulement, je n'étais pas heureuse. J'attendais le week-end, l'été, les vacances, le 25 du mois, la fin de la journée. À peine lundi sonnait, que vendredi se terminait. Et moi, dans cette routine, j'étouffais. J'ai fini par tout quitter pour voyager à l'autre bout du monde. J'ai laissé mon appartement, mes habits, ma voiture. J'ai tout vendu et j'étais effrayée. Aujourd'hui, bien que je sois revenue de mes voyages, j'ai décidé de me lancer dans l'entrepreneuriat. Mes peurs sont de ne pas réussir à payer mes factures et de ne pas avoir de succès dans ce que je fais. Pourtant, c'est cette peur qui me fait chaque jour me surpasser. Cette peur aussi qui m'a appris à devenir opportuniste, à aller vers les autres, créer des liens et m'ouvrir sur le monde. Vos peurs sont le reflet de vos rêves. Plus elles sont grandes et plus cela vaut la peine que vous les affrontiez. J'ai une amie qui a décidé du jour au lendemain de commencer le saut en parachute. Je lui ai demandé un jour comment elle faisait pour dompter sa peur, à des milliers de mètres du sol. Elle m'a dit qu'à chaque fois qu'elle montait dans l'avion, elle regrettait de faire ce sport. Une peur terrible s'emparait d'elle. Puis au moment de sauter, elle ressentait le meilleur sentiment du monde. L'impression de renaître, de se surpasser et de vivre une vie riche. J'ai trouvé ce témoignage très inspirant. Même si vous n'avez pas besoin de pratiquer de sports extrêmes pour exploiter votre peur, le simple fait de sortir de sa zone de confort de temps en temps semble suffisant. Il peut s'agir de vous inscrire à un cours de danse, manger tout seul au restaurant, dire à quelqu'un que vous l'aimez ou bien d'emprunter un chemin totalement différent que celui que vous prenez pour aller au travail. Ce sont des choses toutes simples, qui, bout à bout, changeront votre quotidien et vous amèneront vers des destinations privilégiées.

Nous pouvons identifier différentes sortes de peur.

La peur de l'échec : je pourrais écrire un livre entier sur l'échec puis sur tout ce qu'il m'a appris dans ma vie. Les plus grands échecs que j'ai connus ont d'abord été scolaires. Toute jeune, je me destinais à un avenir universitaire, où j'étudierais les langues, par la suite le journalisme. Mais très tôt, en raison de mon attitude à l'école, j'ai descendu les échelons aussi, je me suis retrouvée dans une classe pour élèves en difficulté. Cela fut un échec qui m'a malgré tout permis de rebondir. Je dirais que globalement, j'ai toujours eu besoin de tomber pour repartir de plus belle. Et il y a aussi eu les échecs amoureux, plus durs à encaisser, car c'est le cœur qui est impliqué. J'ai vécu ma première rupture comme la fin du monde. Pour moi, j'avais raté ma vie et je ne rencontrerai plus jamais quelqu'un. Avec le recul, je comprends combien mon discours était biaisé par la peur d'échouer.

Aujourd'hui, les personnes plus jeunes que moi qui me demandent des conseils, je leur dis toujours... « Priez pour échouer. » J'espère échouer en photo, perdre tout mon argent, etc.

Ce n'est pas que je suis sadomasochiste, simplement qu'il n'y a que dans la difficulté que vous apprendrez à vous connaître vraiment.

La peur d'être critiqué : les personnes qui ressentent peu de confiance à l'égard d'elle-même, sont plus susceptibles de chercher de l'estime à travers le regard des autres. Je ne compte plus le nombre de fois où j'ai cumulé les relations conditionnelles. Je devais être blonde, mince et ne pas trop donner mon opinion pour plaire à mon ex petit ami. Pareille situation avec mes amitiés. Il fallait que je sois disponible jour et nuit, que je parle et m'habille d'une certaine manière pour rentrer dans le rang. J'ai longtemps subi le regard des autres comme une sentence irrévocable sur ma personne. Avec le recul, tout ce que je peux vous dire est que vous serez critiqués quoiqu'il arrive. Nous vivons dans une ère où tout est sujet à débat. Il n'y a qu'à voir sur Twitter, toute l'actualité est passée au peigne fin par une série de juges 2.0. Personnellement, je trouve cela regrettable. Pour autant, j'ai choisi que quitte à être critiquée, autant que ce soit en faisant des choses que j'aime. Vous ne pourrez jamais satisfaire tout le monde et c'est tant mieux. Dans le monde actuel, plaire à tout le monde, c'est plaire à n'importe qui. Prenez confiance.

La peur d'être rejeté : tant à l'époque des hommes des cavernes, qu'au Moyen-Âge et surtout maintenant, la peur d'être mis à l'écart est toujours présente. D'ailleurs, le besoin d'appartenance se trouve sur la pyramide des besoins essentiels selon Maslow, après les besoins physiologiques et les besoins de sécurité, entre autres. C'est pour cela que de nombreuses personnes font les choses voulues par la société, par peur de devenir un marginal ou un pestiféré. Avec le recul, pour avoir très longtemps fait les choses dans le but d'être aimée et acceptée, je peux dire que je suis très heureuse d'avoir arrêté. Du jour au lendemain, j'ai décidé de prendre la vie à contre-courant. Et je peux vous assurer que je ne suis pas rejetée pour autant. Je suis parfois traitée d'originale de temps en temps. Il m'est dit que mes idées paraissent spéciales, mais jamais personne n'a lancé de pétition pour me faire quitter ma ville. Plus la vie vous rejettera et plus vous deviendrez susceptible d'être envoyé en des lieux qui vous correspondent davantage. Un jour, j'ai eu une discussion très intéressante avec une thérapeute à laquelle je me suis confiée sur mon sentiment de n'être « jamais à ma place ». Et elle m'a répondu... « Mais c'est normal, parce que tu dois créer ta place. » Ces mots ont énormément résonné en moi. J'ai entrepris de créer ma place sur-mesure quelque temps après. Depuis, je n'ai plus du tout ce sentiment.

La doctoresse Sharon Melnick a écrit plusieurs ouvrages au sujet de la confiance. Dans « Confidence when it counts » elle dit d'ailleurs que la peur est une réponse naturelle aux événements qui peuvent se révéler menaçants. Cependant, comme abordé tout à l'heure, la peur peut avoir plusieurs résonances différentes. Elle encourage également les gens à essayer et à s'améliorer sur la base de cette première tentative, plutôt que de ne jamais essayer du tout.

Alors, si vous avez de grands rêves, mais des peurs encore plus grandes, voici quelques conseils qui vous tireront vers le haut et vous aideront à franchir le pas.

Définissez ce que la confiance veut dire pour vous. Selon Tony Robbins, célèbre accompagnateur en développement personnel mondialement connu, « La vraie confiance incarne une volonté de continuer même face à l'adversité… Quoi qu'il arrive, vous pouvez y faire face et en sortir vainqueur. C'est cela la confiance. »

La confiance a peut-être une autre signification pour vous. Néanmoins, l'idée de base est censée être toujours la même : être persuadé que quoiqu'il arrive, vous réussirez. Pour ma part, j'ai établi plusieurs scénarios de vie en fonction des événements possibles. J'ai un plan A jusqu'à un plan Z. Tous paraissent différents, mais ont le même critère, que cela m'amène vers mon épanouissement personnel et mon bonheur.

Ne pas se comparer : je l'ai déjà dit, mais au début, lorsque j'ai commencé la photographie, je ne faisais que me comparer aux personnes qui étaient dans le métier depuis déjà des années. À tel point que parfois cela me donnait envie de tout arrêter et de ne faire aucun effort pour être au même niveau. L'ancien président Théodore Roosevelt a d'ailleurs dit... « La comparaison est le voleur de joie. » Vouloir être « meilleur que… » avant même d'avoir commencé vous arrêtera net dans toutes vos tentatives.

Dire à votre petite voix négative d'aller se faire cuire un œuf. J'écoutais un podcast dans lequel une personne parlait de son « comité de censure interne » pour parler de ses petites voix intérieures qui la dénigraient sur tout. J'ai trouvé cette appellation très amusante et je l'ai gardée pour les miennes. Biologiquement, le cerveau et la conscience sont là pour nous avertir lorsqu'un danger arrive. Il se peut que si, à tel endroit, vous soyez tombé des dizaines de fois, votre petite voix vous propose d'utiliser un autre chemin. Cependant, dans ce comité de censure interne, des petites voix autres que la conscience se sont implantées. Ensuite, les voix du manque de confiance sont les plus sonores malheureusement. Apprenez à les reconnaître et n'ayez pas peur de les ignorer. Elles ne représentent que la partie de vous, confortablement posée dans sa zone de confort, loin de la réalité.

S'entourer de personnes vaillantes : mon cercle actuel d'amis ne compte que très peu de personnes qui travaillent dans un bureau de 9 h à 17 h et qui ont une vie bien rangée. Certes, ces gens sont extrêmement gentils, mais les discussions ne sont pas les mêmes que celles que vous auriez avec des gens qui vivent leurs peurs quotidiennement. Je suis entourée de photographes indépendants, d'artisans, de créateurs de PME, de globe-trotters ou de musiciens. Lorsque je parle avec eux, nous parlons le même langage. Nous avons la même faim de réussite aussi. Bien sûr. Je ne vous dis pas de couper les ponts avec votre cercle actuel, mais simplement de vous ouvrir aussi à d'autres catégories de personnes. D'intégrer des associations ou des groupes près de chez vous, participer à des forums ou à des festivals. J'entends quotidiennement des histoires de personnes inspirantes dans leur vie professionnelle. Ils me relatent leurs anecdotes, leur parcours semé d'embûches. Je réalise alors qu'il est normal de se blottir dans son lit avec la peur au ventre de faire faillite. Cela se révèle très rassurant et redonne énormément de confiance.

Enfin, pour réussir à développer un état d'esprit positif et à vaincre vos peurs et croyances limitantes, il vous faudra faire preuve de persistance et de persévérance. Ceux-ci sont des traits de caractère qui se traduisent par la volonté ferme d'atteindre un objectif malgré les vents contraires. C'est d'ailleurs ce qui différencie les personnes qui ont du succès de celles qui n'en ont pas. Nous avons tendance à croire, moi la première, que les personnes qui réussissent sont celles qui ont fait les plus longues études, ont les meilleures connaissances ou le meilleur réseau. En réalité, même si ces personnes possèdent tout cela, elles ont choisi, lors de la tempête, de continuer à naviguer. Étant moi-même en plein dans l'entrepreneuriat, je peux vous dire que cela demande énormément de courage de le faire. Pourquoi continuer à prendre des photos si personne ne vous appelle, que vous n'avez pas de succès ? La confiance en soi et l'estime vous donneront ces réponses. Si vous souhaitez, vous aussi, améliorer votre persévérance et être quelqu'un qui en veut, voici quelques clés pour y arriver…

Établissez une vision : votre vision, c'est votre « pourquoi ». Votre vision, c'est la boussole qui vous accompagnera lors de vos périples professionnels, spirituels et privés. Nous ne pouvons pas être persévérants si nous ne savons pas pourquoi nous devons l'être.

Dans un premier temps, il convient donc de parler de vos besoins. Ne craignez pas de les coucher sur le papier. Qu'est-ce qui est primordial pour vous et quelles sont vos valeurs ? Mais cela ne suffit pas, en plus d'écrire votre vision et vos besoins, vous devez réfléchir à un plan d'action pour atteindre tout cela. Quelles sont les actions journalières, hebdomadaires et mensuelles, que vous mettrez en place dans le but d'atteindre vos objectifs ? Nous pensons souvent que pour mener une action, il faut de la motivation. Détrompez-vous. La motivation n'engage que les facteurs extérieurs. C'est la discipline qui vous engagera corps et âme dans vos projets. Pour ma part, j'utilise un agenda sur mon téléphone mobile qui me permet de planifier ma semaine. Le dimanche, je prends toujours 15 minutes pour planifier les événements de la semaine et les différentes listes des choses à accomplir.

Soyez un bosseur : vous n'êtes pas obligés de faire un travail physique pour qu'il soit dit de vous que vous êtes un « bosseur ». Lorsque j'étudiais, je cumulais trois emplois différents pour mettre de l'argent de côté. Cela a littéralement forgé mon caractère et je me suis rendue compte de l'énergie que j'étais capable de mettre dans mon travail pour les autres. C'est à ce moment-là que je me suis rendue compte que, si je bossais aussi dur pour les autres, je pouvais en faire tout autant pour moi et mon entreprise. Bosser signifie aussi étudier, respecter les délais et délivrer toujours plus que ce qui est demandé.

Optez pour l'opportunisme : si vous m'aviez connue il y a quelques années, vous ne me reconnaîtriez pas. Je ne prenais pas plus de place que ce que je devais, je ne parlais pas trop fort et je n'osais pas profiter des opportunités. Aujourd'hui, en plus d'avoir effectué un changement à 180°, je suis la personne la plus opportuniste que je connaisse. Et cela n'a pas de connotation négative, loin de là. Je profite simplement des situations lorsqu'elles se présentent. Avant, pour citer un exemple, si quelqu'un se plaignait de ne pas avoir de belles photos de lui, je l'aurais envoyé chez un autre photographe que moi, par honte de me mettre en avant. Aujourd'hui, je n'attendrais même pas qu'il me demande. Ce changement de comportement m'a permis de faire la connaissance de beaucoup de personnes et d'être conviée à beaucoup d'événements auxquels je n'aurais pas forcément eu accès. Cela implique, bien sûr, que vous pratiquiez votre force de persuasion. Je me suis inscrite sur une plateforme de vendeurs indépendants, juste pour exercer cette qualité. Je suis régulièrement envoyée dans des magasins faire la promotion de produits alimentaires. Mes premières expériences ont été catastrophiques. Je me souviens que je bégayais, que je perdais toute confiance à peine un client m'avait un peu « secouée » verbalement. Et à force d'exercer, je suis devenue insensible à certaines objections des clients. À vrai dire, je ne le prends plus jamais personnellement. Je suis devenue une négociatrice redoutable. Cela m'a donné beaucoup de confiance en moi.

Bien communiquer : la persévérance se traduit également par le fait d'être un bon communiquant. En effet, plus vous délivrerez un message clair et plus vous serez susceptible d'atteindre vos objectifs et solliciter les aides nécessaires. Toujours dans l'univers de la photographie, lors de mes débuts, je communiquais de manière totalement catastrophique. Typiquement, je ne savais pas comment exprimer mes prix ni comment communiquer mon style. Cela créait sans cesse des malentendus qui frustrait mon entourage et bien évidemment moi-même.

Mais quelque part, l'idée de bien communiquer c'est affirmée, celle d'oser répondre aux objections, celle de structurer un bon contenu. Si ce n'est pas votre point fort, pas de panique, tout s'apprend.

Dans ce chapitre, nous avons donc vu comment développer un état d'esprit solide, basé sur la croissance. Vous l'avez peut-être appris à travers ces lignes, mais vous pouvez tout apprendre et tout améliorer. Vous n'êtes pas statique et vous êtes toujours à une action ou à une décision vers une vie complètement différente. Nous avons également identifié les différentes sortes de peurs. Celles de l'échec, d'être critiqué ou encore d'être rejeté. Ne craignez rien. Ressentir de la peur est tout à fait naturel et si vous utilisez ce sentiment de la bonne manière, il y a de grandes chances que vous atteignez vos objectifs. Enfin, nous avons mis la lumière sur ce qu'étaient la persévérance et la ténacité. Avant d'être capable de persistance, établissez une vision claire de vos intentions, pourquoi vous le faites et surtout, comment vous allez y arriver. Travaillez dur, également. Ce n'est pas toujours nécessaire, mais de temps en temps, vous aurez peut-être à faire des nuits blanches, notamment si vous vous lancez dans l'entrepreneuriat. Devenez opportuniste. Ne craignez pas de créer votre propre chance. Steve Jobs dans son discours à Harvard pour des étudiants a dit : « Restez fous, restez affamés ».

Chapitre 9 - Méfiez-vous des facteurs externes

Dans ce chapitre, nous allons identifier, grâce à différents exemples, des facteurs externes qui entament gravement votre confiance en vous. Des réseaux sociaux, aux actualités et aux événements mondiaux, en passant par des facteurs plus personnels comme l'âge et les relations, nous verrons que même si l'estime de soi est de notre propre responsabilité, il semble parfois très difficile de faire abstraction d'un certain nombre de facteurs.

Les réseaux sociaux et l'histoire de Pamela

Selon une étude réalisée par Diplomeo, Instagram reste le réseau social préféré des jeunes entre 16 et 25 ans. De plus, dans le monde entier, en Suisse, mais aussi aux États-Unis, des études ont montré que les réseaux sociaux sont une des causes de suicide des jeunes. Chez les Helvètes, l'augmentation du taux de suicide serait de 25 %, selon des chiffres reportés en 2020. Aux USA, cette augmentation serait de 65 %. Les réseaux ont émergé depuis maintenant une dizaine d'années et nous permettent de nous connecter au monde. S'ils sont de fabuleux outils technologiques, ils sont aussi vecteurs de harcèlement et de haine.

Pamela est une jeune fille à qui je donnais des cours de soutien deux fois par semaine. Elle étudiait au lycée et se préparait à entrer à l'Université pour apprendre l'Histoire de l'Art. Je me souviens d'elle comme d'une fille extrêmement coquette, souriante et intelligente. Pourtant, un jour, alors que la fin de l'année approchait, quelque chose dans son regard n'était plus du tout pareil. Pamela est arrivée à notre cours un peu perdue, en jogging et pas du tout maquillée. Ses yeux étaient gonflés au point que je ne l'avais même pas tout de suite reconnue. Alors, au début, j'ai fait comme si de rien n'était. Puis je n'ai pas pu me retenir de lui demander si tout allait bien. Je suis très heureuse de l'avoir fait. Elle m'a confié qu'une vidéo d'elle tournait sur les réseaux sociaux. Elle avait fait cette vidéo pour son petit ami qui s'est ensuite vengé de leur rupture en la partageant avec des milliers de personnes de son lycée.

La vidéo est devenue virale et Pamela avait désormais la crainte que ses parents la voient. Si je partage cette histoire, c'est pour montrer à quel point, une seule personne, à l'aide des réseaux sociaux, peut faire soudain perdre confiance à quelqu'un d'autre. Elle m'a dit regretter de prendre soin d'elle et de plaire autant et que plus jamais elle ne se fera remarquer. Fort heureusement, j'ai pu la guider vers le service de soutien psychologique de son lycée, qui a pu parler avec elle et lui a ôté toute idée de culpabilité. Car, si la confiance peut nous faire défaut, que nous soyons un homme ou une femme, bien souvent les femmes et les communautés minoritaires telles que les queers ou les trans sont sujets à des pressions de la part de la société. C'est pour cela que les moins chanceux, ou chanceuses d'entre nous, se cacheront plus facilement sous un pull et n'en feront pas trop, de peur d'être jugés. Malheureusement, de nos jours, le manque de confiance est davantage toléré que l'excès de confiance.

Le prisme de l'influence

L'autre histoire que j'aimerais partager concerne les réseaux sociaux en général. Avec l'apparition des filtres d'Instagram et de Snapchat, de nombreuses personnes se dissocient totalement de leur physique dans le monde réel et deviennent accro à leur image digitale. Un reportage sur la chirurgie esthétique tourné en France disait que le nombre de demandes pour « ressembler au filtre Snapchat » était en forte croissance. De plus, la naissance du métier d'influenceur n'a fait que nous plonger dans un monde de complexes. J'avais pris pour habitude, à un moment donné, de regarder mes réseaux sociaux à peine réveillée. Encore dans mon lit, je « scrollais » sur mon écran pour voir les nouveautés du moment. C'est à ce moment-là que je tombais sur ces femmes aux abdominaux saillants, aux dents plus blanches que la feuille sur laquelle j'écris et aux bras d'un bel homme ténébreux et riche. La beauté et la richesse ont l'air d'être les choses les plus promues sur ces réseaux. À tel point qu'après avoir passé une heure à regarder mes réseaux, je me trouvais toujours beaucoup plus ronde, bien moins belle et avec quelque chose à redire de négatif sur mes cheveux ou sur mes dents.

L'actualité

L'avez-vous remarqué ? Notre monde est plongé dans la globalisation. Pour une majorité d'entre nous, nous consommons des produits issus de la mondialisation, que ce soit de la nourriture, des objets de tous les jours, et même des médias. Dans ce monde baigné d'informations, il n'a jamais été aussi simple de se comparer aux autres. À travers mon métier de photographe, je ne compte plus les fois où j'ai entendu parler d'histoires de photographes ou de millionnaires à succès. L'histoire commence toujours de la même manière d'ailleurs. « Parti de rien, cette personne s'est construite toute seule et a réussi à lever plusieurs millions de dollars après avoir échoué au moins cinq fois. » Ces récits de réussites qui avaient tendance à m'inspirer et à me faire du bien, ont fini par me mettre énormément de pression sur les épaules. Certes, nous ne parlons que des personnes qui ont du succès, mais est-il obligatoire de souffrir pendant de longues années avant d'atteindre le Graal ? Est-il aussi nécessaire de quitter son emploi et de partir faire le tour du monde pour inspirer les autres et devenir une superstar ? L'actualité, dans son ensemble aussi, nous montre sans cesse des événements dramatiques. Un proverbe étranger dit d'ailleurs... « Un arbre qui tombe fait plus de bruit qu'une forêt qui pousse. » À force de nous baigner dans ces extrêmes, nous avons tendance à croire qu'être au milieu de tout cela n'est pas normal. Que nous devions vivre un calvaire sans nom, soit une vie de rêve sans nuages. Existe-t-il, à part ces titres accrocheurs qui font vendre une tonne de journaux, une réalité dans laquelle les gens vivent simplement, heureux, dans la norme et libérés de tout ego ? Je me le demande, et surtout, je l'espère. L'actualité peut définitivement biaiser notre vision de la réalité. Nous angoisser à tort ou nous éblouir aveuglément. La confiance et l'estime de soi se trouvent dans les nuances, ne l'oubliez pas.

L'âge et les relations

L'âge et les relations sont sans aucun doute les domaines qui m'ont fait perdre le plus confiance dans ma vie. Pourquoi ? Si nous prenons de l'âge tout d'abord, c'est un chiffre tout à fait anecdotique qui a été accaparé par une petite minorité de personnes qui ont édicté quelques lois plus ou moins ridicules à son sujet. Il est dit, et vous le lirez à peu près partout, que 20 ans, c'est l'âge de l'insouciance. C'est là où nous faisons nos premières expériences et où nous testons le plus de choses. L'âge où nous voyageons, nous faisons des rencontres et nous avons le droit de ne pas être sérieux. Puis vient la trentaine, et c'est là que les choses se corsent.

En 30 ans d'existence, je ne compte pas le nombre de choses que j'ai entendues à propos de ce cap fatidique. « À 30 ans, je dois avoir acheté mon premier bien immobilier ! » ; « À 30 ans, si tu n'as pas d'enfants, eh ben, tu as raté ta vie. » ; « Je dois finir mes études avant 30 ans ! » « Tu as 30 ans, tu n'en as plus 20 ! » J'ai eu personnellement beaucoup de mal à assumer mon âge. À tel point que je continue de dire que j'ai 25 ans et que je nie toutes les sortes de responsabilités que la société m'a mises sur le dos, sans mon consentement. J'ai effectivement 30 ans, mais je refuse de fonder une famille, d'avoir un mari et de mettre mes rêves dans un placard, pour les ressortir quand mes enfants seront majeurs. J'ai 30 ans, mais j'aime sortir en boîte de nuit, boire des shots de tequila et prendre des antalgiques le lendemain pour le petit-déjeuner. Les couches-culottes ne me font pas rêver et je ne comprendrai jamais que quelqu'un fasse un enfant « pour se sentir aimé ou moins seul ». Et croyez-moi, penser comme cela à 30 ans, cela mérite malheureusement une médaille. Que ce soit dans les pubs, dans les discussions entre amis ou avec ses parents, il nous est rappelé régulièrement que le temps avance. Mon beau-père, le compagnon de ma mère, a d'ailleurs décroché la médaille d'or en termes de discours pessimistes à propos de mon âge qui avance. « Tu n'as encore jamais vécu avec personne. Et ton travail, ça paie bien ? Et tu ne veux pas fonder une famille ? Tu n'es plus toute jeune ! » Je connais malheureusement des personnes qui ont mis fin à leurs jours, tant la pression, dès 30 ans, était forte.

Et bizarrement, mourir à 30 ans, c'est trop jeune, mais vivre à cet âge-là, eh bien, ce n'est « plus tout jeune ». Bien que certaines anecdotes soient très drôles, je tiens à dire à tous ceux qui me liront que l'âge n'a rien à faire, ni de près, ni de loin, dans votre équation du bonheur. Vous n'êtes pas obligés de vous caser avec le premier venu juste parce que l'horloge tourne. Vous n'êtes pas obligés non plus de fonder une famille, « parce que sinon vous mourrez seuls ». Ma grand-mère a eu douze enfants et sur son lit de mort, il n'y avait personne. L'âge et les relations sont les deux domaines dans lesquels je suis la plus susceptible de perdre confiance. À 30 ans, dans certaines sociétés, et en tant que femme, nous ne sommes n'est pas censées avoir plus de rêves que d'ovules en stock. Je dis simplement non. Et je vous invite aussi à le faire. Nous ne sommes pas esclaves de notre âge. Personne.

Si vous souffrez des réseaux sociaux, de l'ère dans laquelle vous vivez ou de la pression que la société met sur votre âge, je vous encourage à prendre un peu de recul et faire des choses qui vous font du bien. Il y a des choses toutes bêtes que vous pouvez faire comme prendre soin de votre apparence. Que ce soit tester un nouveau maquillage, faire un soin ou un massage, un bain de vapeur ou un sauna, cela vous donnera meilleure allure et vous vous apprécierez davantage physiquement. Vous pouvez également apprendre quelque chose de nouveau. J'ai une amie qui se challenge régulièrement dans l'apprentissage d'une nouvelle langue, la lecture d'un nouveau livre, etc. C'est une manière d'atteindre des objectifs, de s'ouvrir sur le monde et d'être fier de soi. Les défis physiques sont par ailleurs quelque chose qui vous stimulera. Suite à quelques mésaventures que j'ai vécues récemment, j'ai pris quinze kilos supplémentaires. Je ne m'en étais pas rendue compte. Au lieu de faire un énième régime par moi-même, j'ai fait appel à un nutritionniste. Cela a un coût, certes, mais cela m'est autant utile que d'aller suivre une thérapie. Enfin, et cela peut paraître paradoxal, ne vous coupez pas du monde. Ce n'est pas parce qu'un petit nombre de personnes a toujours une opinion très aiguisée sur vos choix de vie que tout le monde est comme cela. Lorsque j'ai fait du bénévolat à l'étranger, que j'ai fait des actions caritatives pour des associations, cela me permettait de me concentrer sur quelque chose de positif et d'avoir l'impression de faire le bien, que ma parole comptait.

Dans ce chapitre, nous avons donc vu les éléments de votre extérieur qui pouvaient entamer de manière générale votre estime de vous-même. Ces choses, vous les trouverez sur votre route continuellement. À moins d'être un ermite, vous aurez toujours un œil sur le monde hyperconnecté. Vous n'échapperez pas non plus aux repas de famille ou entre amis où vous est posée la fameuse question à un million de dollars. « Toujours pas marié ? » ; « Toujours pas d'enfants ? ». Ne laissez pas ces éléments extérieurs gâcher votre confiance, faites face, gardez la tête haute et demandez de l'aide si besoin.

Même les plus grands super héros ont besoin d'aide pour gagner.

Chapitre 10 - Les activités qui vont stimuler votre confiance en vous

Dans ce chapitre, nous allons nous pencher sur les activités qui stimuleront à coup sûr votre confiance en vous. Après avoir parcouru les huit précédents chapitres de ce livre, je suis prête à parier que quelque chose s'est enclenché chez vous. Que ce soit un petit déclic ou un véritable séisme intérieur, je suis certaine que ce chapitre final posera sa pierre à l'édifice et consolidera le chantier interne que vous avez sûrement déjà débuté. Si ce n'est pas encore le cas, pas de panique, cela va venir petit à petit.

Sourire

Des études ont démontré que les sourires ont une incidence sur votre humeur et vos émotions. Physiologiquement déjà, le sourire active des muscles de votre visage qui donnent eux-mêmes le signal à votre cerveau de libérer des endorphines. Les endorphines, qu'on retrouve après une séance de sport par exemple, sont des hormones qui vous rendent plus heureux. D'ailleurs, le sourire, par son étymologie, vient du latin subridere qui signifie « avant le rire ». Tout cela a été étudié par de nombreux chercheurs et le bébé, par exemple, sourit avant même de rire. Il existe d'ailleurs la thérapie du sourire. Des chercheurs ont trouvé que l'adulte ne finissait par sourire plus que cinq fois par jour, contre quatre cents fois pour les nouveau-nés. Le sourire, par définition, est un moyen universel de montrer que nous sommes heureux. Nous ne parlons pas ici des sourires de façade. Les études du Psychologue Eckman avaient d'ailleurs montré que le sourire s'exprimait sous dix-neuf intentions différentes, exprimer sa joie, faire rire, séduire, etc.

Voici comment se déroule les étapes de la thérapie du sourire

Se mettre devant un miroir : la première étape consiste à se mettre devant sa glace, bien à l'aise et d'esquisser un petit sourire. Pour avoir tenté l'exercice, je dois bien avouer que de me mettre seule face à moi-même, me regarder dans le blanc des yeux et sourire sans aucune raison m'a mise très mal à l'aise. Mais lorsque j'ai arrêté de me juger et j'ai simplement souri, une sensation magique et rassurante s'est créée.

Le faire le matin en se levant : dans les moments de stress, j'ai remarqué que je me levais très souvent de mauvaise humeur. La première pensée qui me vient à l'esprit est... « Encore ce fichu réveil ! ». Et je sais que je devrais essayer d'arrêter le réveil en souriant. Cela, en plus de travailler mon risorius, muscle du sourire, je donnerais le signal à mon cerveau que tout va bien et que je suis de très bonne humeur.

Sourire dans la rue : avez-vous déjà remarqué que lorsque vous souriez à quelqu'un, son regard semble s'allumer instantanément ? Personnellement, lorsque quelqu'un me sourit dans la rue, je me demande...

1. S'il se moque de moi et 2. S'il n'est pas en train de me draguer.

Nous avons comme perdu l'habitude de sourire gratuitement. Pourtant, cette habitude peut radicalement changer votre journée et illuminer celle des autres.

Au travail : si vous êtes capable de le faire dans votre vie privée, vous êtes sûrement capable aussi de le faire dans votre vie professionnelle. Pour la petite histoire, j'ai appliqué cet exercice au travail. En effet, j'étais employée dans les bureaux d'une multinationale et bien que l'espace soit grand et les sièges confortables, je comparais ce lieu à une prison dorée. Il manquait de la vie dans ces bureaux et j'ai décidé d'arriver chaque jour avec un plus grand sourire que la veille. Je passais dans tous les bureaux pour demander aux gens comment ils allaient, pour répandre de la bonne humeur et rigoler un coup. Cela m'a franchement aidé à tenir mon poste.

Avec cet exercice, souvenez-vous que l'inconscient ne fait pas la différence entre ce qui est réalité ou fiction. Ainsi, il vous est tout à fait possible, à votre échelle, de changer votre quotidien et de mettre un sourire sur votre visage. Cependant, si vous ressentez un mal-être constant, mais que vous avez pris l'habitude de sourire pour masquer votre peine, l'exercice ne sera pas le même. Ne mettez pas de masque sur votre visage et si vous avez besoin d'aide, n'hésitez pas à en demander auprès de quelqu'un de compétent.

Tenir un journal

Bon nombre d'entre nous, lorsque nous étions petits, tenions un journal intime pour raconter nos déboires amoureux ou nos plus belles victoires. Si cette pratique est un exutoire, elle n'est pas seulement réservée à l'enfance. En effet, tenir un journal est fortement recommandé dans le cadre d'une thérapie ou pour tout simplement maintenir un équilibre sain dans son quotidien. Dans un premier temps, le « journaling » permet de coucher sur le papier ce qui hante nos pensées. Il est généralement conseillé d'écrire le matin ou bien le soir, ou matin et soir. De plus, l'écriture permet à son auteur de repérer des schémas répétitifs et d'identifier ses causes.

Par exemple, si chaque déception qu'il décrit débute par la même action, il lui sera plus facile de l'identifier en mettant bout à bout ses récits de tous les jours. L'écriture est donc une fabuleuse technique d'introspection et outil pour se connaître davantage. Même si nous sommes le propre auteur et acteur de ce que nous écrivons, en le relisant, nous aurons quand même un regard extérieur sur les situations vécues.

De mon expérience personnelle, lorsque je me suis mise à écrire sur papier mes craintes liées à ma nouvelle activité d'indépendante, de nombreuses peurs jusqu'ici restées logées dans ma tête ont semblé tout à coup complètement anodines lorsque je les ai lues et relues dans mon journal. En décrivant certains problèmes auxquels je craignais d'être confrontée, je me suis même mise à trouver des solutions auxquelles je n'avais jamais pensé auparavant. De plus, si écrire à la main semble trop laborieux pour certaines personnes, il existe maintenant différentes applications mobiles où il est possible de tenir son journal. L'avantage d'écrire en ligne, c'est d'avoir ses notes avec soi et de pouvoir les lire à n'importe quel moment de la journée. Cela réduit aussi le risque qu'elles soient lues par quelqu'un d'autre. Cependant, lorsque vous choisissez un support digital plutôt que papier, vous risquez d'être distrait par les notifications mobiles environnantes et donc moins impliqué.

Nous pouvons par exemple se dire... « Ok, maintenant, je vais remplir trois pages entières de tout ce qui me passe par la tête et sans m'interrompre. » Cette façon de faire, permet de sortir ce qui se cache au plus profond de nous et d'identifier des émotions que nous avions jusqu'alors ignorées. Cet exercice peut prendre un peu de temps, mais il est extrêmement efficace pour se rafraîchir les idées et faire le tri entre ce qui est superflu ou alors essentiel. J'appelle cette méthode « le vide-mental ».

Le journal de gratitude

Dans les précédents chapitres de ce livre, nous avons parlé de la gratitude comme étant quelque chose d'essentiel pour maintenir un état d'esprit positif. Personnellement, le fait d'écrire sur papier ce pourquoi j'étais reconnaissante a été une vraie libération et s'est révélé encore plus puissant que le simple fait de le penser. Cette forme de journaling est particulièrement utile si vous avez tendance à vous focaliser sur le négatif. Pour ce faire, écrivez quotidiennement trois choses ou plus pour lesquelles vous êtes reconnaissant. Cela peut aller du fait « d'être en bonne santé » au fait « d'avoir des amis en or ». Il n'y a pas de bonnes réponses et tout ce que vous écrivez doit refléter ce qui compte pour vous. Pour optimiser les bénéfices de cet exercice, n'hésitez pas à changer chaque jour d'objets de gratitude. Arrivé à la fin de la semaine ou même du mois, vous vous rendrez compte que vous êtes entouré de choses positives, qui même si elles sont simples, valent parfois tout l'or du monde.

Prendre soin de soi

Prendre soin de soi est une méthode extrêmement puissante et peu coûteuse si nous voulons reprendre confiance en soi et gagner en estime. Il existe en effet plusieurs techniques qui vous reconnecteront à vous-mêmes, les voici.

Prendre soin de son apparence : soigner l'extérieur pour améliorer l'intérieur ? Oui exactement. J'en ai déjà parlé dans ce livre, mais les jours où je ne me sens pas bien, un peu stressée ou angoissée, je prends un moment supplémentaire pour me maquiller, tester une nouvelle coiffure ou simplement prendre un bain relaxant.

Savoir dire non : vous pouvez en être encore étonné, mais savoir dire « non » aux autres, c'est un moyen de se protéger. Car nous connaissons tous cette sensation, lorsque nos actes ne reflètent pas du tout nos pensées. Cette dissonance cognitive peut, à terme, mener à de l'anxiété et de la dépression. Il est donc capital de faire les choses en accord avec nos valeurs, notre emploi du temps et nos convictions.

Faire du sport : pratiquer de l'exercice physique permet au cerveau de libérer des endorphines, de se sentir mieux dans sa peau et assure un capital santé sur le long-terme.

Méditer : la méditation est la méthode par excellence pour gagner en confiance. C'est prendre un moment pour soi, et surtout s'ancrer dans le moment présent. Je vous invite à vous informer sur les différentes formes de méditation. Si vous n'avez que peu de confiance en vous, que vous doutez de l'avenir en permanence, la méditation vous ancrera dans le présent et sera un complément intéressant à ce livre.

Appliquer la pensée positive

Pratiquer la pensée positive, c'est le fait de voir les choses en blanc ou en gris clair lorsque nous avons tendance à les voir en noir très sombre. Les stratégies que j'adopte pour voir le verre à moitié plein sont les affirmations, la méditation et essentiellement la gratitude. Il n'y a pas de formules miracles, mais ces trois éléments vous aideront à voir votre réalité complètement différemment. Prenons la gratitude par exemple, cette méthode vise à se concentrer sur ce que nous avons déjà, au lieu de ce que nous n'avons pas. Imaginez-vous vous lever chaque matin, heureux d'avoir un toit sur la tête, un réfrigérateur plein de nourriture et avec de l'air dans vos poumons. Comment ne pas être reconnaissant pour cela ? Car si vous vous ouvrez au monde, que vous lisez le journal, vous vous rendrez compte que même au 21e siècle, c'est bien loin d'être la réalité de chacun. Les affirmations mélangées à la méditation sont aussi des stratégies qui vous ancrent dans le présent et vous aident à voir votre vie sous un meilleur jour, pour enfin vous donner les éloges que vous méritez.

Enfin, pour conclure ce chapitre, je résumerais la routine que j'ai mise au point, il n'y a pas si longtemps et qui a radicalement changé mon quotidien.

Matin : je me lève, je fonce dans la salle de bain et j'applique de l'eau sur mon visage et je me brosse les dents. Les notifications de mon téléphone sont bloquées jusqu'à une heure après mon réveil. C'est volontaire. Le but est de ne pas avoir de bruit social ou parasite, à peine levée. Je médite, je tiens mon journal de gratitude où j'écris pourquoi je suis reconnaissante d'être en vie aujourd'hui. Je m'étire et fais quelques abdominaux histoire de... Finalement, je prépare ma to-do-list de la journée et je coche au fur et à mesure les choses que j'ai faites.

Midi : je m'assure d'avoir répondu à tous mes courriers électroniques et d'avoir fait les choses les plus urgentes. Je m'assure ensuite d'être dans le bon timing et de ne pas m'éparpiller sur des activités chronophages, telles que scroller sur les réseaux sociaux ou tenter, en vain, de réveiller mon hamster.

Soir : je prends un moment pour prendre soin de moi, me relaxer et lire un livre. Je m'assure de laisser mon téléphone à distance, au moins 30 minutes à une heure avant d'aller au lit. Bien que des études en attestent, j'ai remarqué grâce à ma propre expérience que le fait de ne pas regarder mon téléphone avant de dormir m'aidait à avoir une nuit paisible et bien plus reposante.

Cette routine me permet de me sentir mieux et donc d'améliorer ma confiance en moi-même. Le fait de répéter des tâches et me tenir à des engagements me donne le sentiment que je suis une personne fiable sur laquelle je peux compter. Je vous encourage, par le biais de ce livre et par l'envie d'aller de l'avant, à trouver également votre méthode gagnante pour devenir une meilleure version de vous-mêmes, plus confiante et surtout sans pression.

Si vous êtes arrivés jusqu'ici, alors vous êtes déjà gagnant.

Dans cet ultime chapitre, je vous ai de ce fait donné des clés pour stimuler votre confiance en vous. Que ce soit par la thérapie du sourire ou juste en souriant, que ce soit en tenant un journal ou en prenant soin de vous, que vous pratiquiez des méthodes de pensées positives ou que vous ayez créé votre rituel, ces techniques sont là pour vous accompagner, mais c'est à vous de trouver votre formule gagnante. Le journaling est une technique que j'apprécie énormément, mais j'ai par exemple une amie qui, n'aimant pas écrire, préfère faire des vidéos d'elle-même se confiant sur sa journée. Il n'y a pas de méthodes à privilégier particulièrement. Il suffit de se dire qu'il existe des méthodes pour vous faciliter la vie, car simplement... vous le méritez !

Conclusion

En commençant à lire ce livre, vous avez fait preuve de plus de courage que n'importe qui. Vous vous êtes probablement rendu compte des barrières que vous vous mettiez et des fausses croyances que vous nourrissiez. Votre jalousie qui venait constamment entacher vos relations, ou alors cette petite voix, sans cesse négative qui vous disait que vous n'êtes pas assez bien. En finissant ce livre, vous avez fait le grand saut. Peut-être ne vous en êtes-vous pas rendu compte plus vite, mais le fait de s'apercevoir que quelque chose ne tourne pas rond est le premier pas vers la guérison.

Car le manque de confiance en soi et la mauvaise estime de soi, c'est un peu comme une grippe. Cela fatigue, cela ne rend pas bien, mais surtout, cela se soigne. Petit à petit, vous apprenez à aller mieux, à prendre de l'assurance pour enfin plonger dans le grand bain.

Avez-vous déjà vu Nemo au cinéma ou à la télévision ? C'est l'histoire d'un poisson-clown qui grandit avec une nageoire plus courte que l'autre. Il rêve de découvrir le monde, mais son père lui interdit de nager dans les grandes eaux, par peur qu'il ne se blesse, ne se perde ou ne se fasse dévorer par de terribles requins. Finalement, Nemo décide de suivre son cœur et de prendre le large. Cette histoire, transposée à la réalité, pourrait résumer le désir que nous avons tous, à l'intérieur de nous, de franchir notre barrière de corail, c'est-à-dire notre zone de confort. Nous rêvons de rencontrer de nouvelles personnes, de faire de grandes choses, d'aller au-delà des

limites que nous nous sommes toujours fixées, par pression de la société ou par conviction personnelle.
Ce livre est une ode à l'amour de vous-même. Il doit vous permettre de franchir vos barrières et d'atteindre les océans ou les étoiles. Un monde sommeille en vous et il est temps de le réveiller.

Dans le premier chapitre, nous avons vu que la confiance était quelque chose qui pouvait s'acquérir avec le temps. Qu'être trop confiant peut autant impacter votre quotidien, autant que de ne pas l'être assez. Vous êtes le maître de votre vie et le directeur artistique de vos rêves, en trouvant votre équilibre, vous deviendrez votre plus grand supporter. Nous avons aussi vu en quoi il était important et avantageux d'avoir une bonne estime de soi et les dégâts qu'elle engendre quand elle est trop absente. Un manque de confiance est souvent suivi de la dépression et de crises d'angoisse assez conséquentes. Tandis que si vous exigez le meilleur de vous-même, vous finirez aussi par exiger une plus haute estime de vous-même.

La confiance en soi peut être tant un cercle vertueux qu'un cercle vicieux. À vous de choisir votre camp. Et si la confiance en soi est un choix personnel, elle est intimement liée à l'être que vous êtes. Elle ne dépend en effet, ni de ce que vous avez, ni de ce que vous faites. Et si celle-ci réside en vous, elle trouve ses racines dans l'enfance. Le manque d'estime se construit malheureusement au moment où nous n'avons pas toutes les aptitudes nécessaires à décider pour nous-mêmes.

Jusqu'à l'âge de sept ans, nous nous construisons et si l'éducation n'est pas optimale, cela pourra entraîner des conséquences à l'âge adulte. Il est cependant possible de suivre une thérapie et il n'y a rien de mal à cela.

Le pardon à soi-même joue également un rôle assez conséquent dans la quête de la confiance en soi. Apprenez à accepter votre passé, pour planter des graines dans le présent et faire fleurir votre avenir. Les points faibles font d'ailleurs partie des bourgeons que vous allez petit à petit faire pousser. Acceptez-vous dans votre entièreté, vous le méritez.

Enfin, nous avons vu qu'être vulnérable, c'est être authentique, et que quand vous êtes authentique et honnête, votre voix est d'autant plus écoutée. Au terme de ces chapitres, vous avez déjà eu un avant-goût de ce à quoi ressemble une personne qui a confiance en elle et à quoi ressemble une personne qui n'en a pas.

Nous avons ensuite vu en pratique à quoi cette personne, pleine d'assurance, pouvait ressembler. La gestuelle et la façon de parler, l'intonation de la voix et son regard sont d'autant plus des éléments, que s'ils ne sont pas maîtrisés seront remarqués par votre assemblée. Ce sont, avant tout, des éléments qui se travaillent et qui donneront les meilleurs résultats, s'ils sont utilisés à bon escient. L'image de vous-mêmes, ensuite, est aussi un élément important de l'équation de la confiance. Lorsque vous vous écoutez, ou que vous vous regardez dans un miroir, quelle est votre impression ? Quelle image se reflète dans votre glace ?

Nous avons vu dans ce livre que celle-ci est biaisée selon la manière dont vous vous voyez. L'état d'esprit joue d'ailleurs un grand rôle dans votre façon de vous aborder.

Ayez le cœur ouvert et surtout, construisez-vous une vision. C'est bien beau de marcher le regard plein d'assurance avec une bonne estime de vous, mais si vous ne savez pas dans quelle direction aller ? Soyez persistants puis travaillez dur à l'atteinte de vos objectifs. Par la suite, lorsque vous avancerez, faites fi de tous ces éléments dont vous n'avez pas le contrôle et qui peuvent à tout moment entamer votre confiance en vous. Souvenez-vous que sur les réseaux sociaux, les gens sont riches, les gens sont beaux et que leur train de vie est un rêve éveillé. Mais souvenez-vous aussi que nous ne montrons que ce que nous voulons bien montrer. La pression sociale est aussi un élément qui peut vous faire basculer à tout moment dans une solitude et une angoisse extrêmes. Je parlais du cap des 30 ans, mais il y a aussi celui de 40, 50, 60 ans. Vous ne serez pas mis en prison si à chacune de ces tranches d'âge, vous ne remplissez pas exactement les critères demandés ou attendus par la société. Enfin, dans le dernier chapitre, je vous donne des clés pour stimuler votre confiance en vous. Que ce soit par le sourire, le journaling ou la méditation, c'est en faisant preuve de patience que vous trouverez votre tiercé gagnant.

Et comme Nemo a parcouru l'océan avec sa nageoire plus petite, vous avez parcouru les chapitres de ce livre avec une confiance peut-être amoindrie, mais toujours présente. Comme Nemo, vous avez fait face aux grandes vagues, aux pêcheurs et aux requins. Vous avez confronté tous ceux qui, jaloux de votre entrain, ont essayé de bloquer votre chemin. J'espère qu'après la lecture de ce livre, vous serez capable de faire face à vos peurs, que vous ferez taire votre petite voix pessimiste et que vous découvrirez les profondeurs de vos rêves les plus grands. Un univers se cache à l'intérieur de vous et il est maintenant temps de le découvrir.

Tout plein d'amour,
Camille

Autres livres de l'auteur

La Pensée Positive

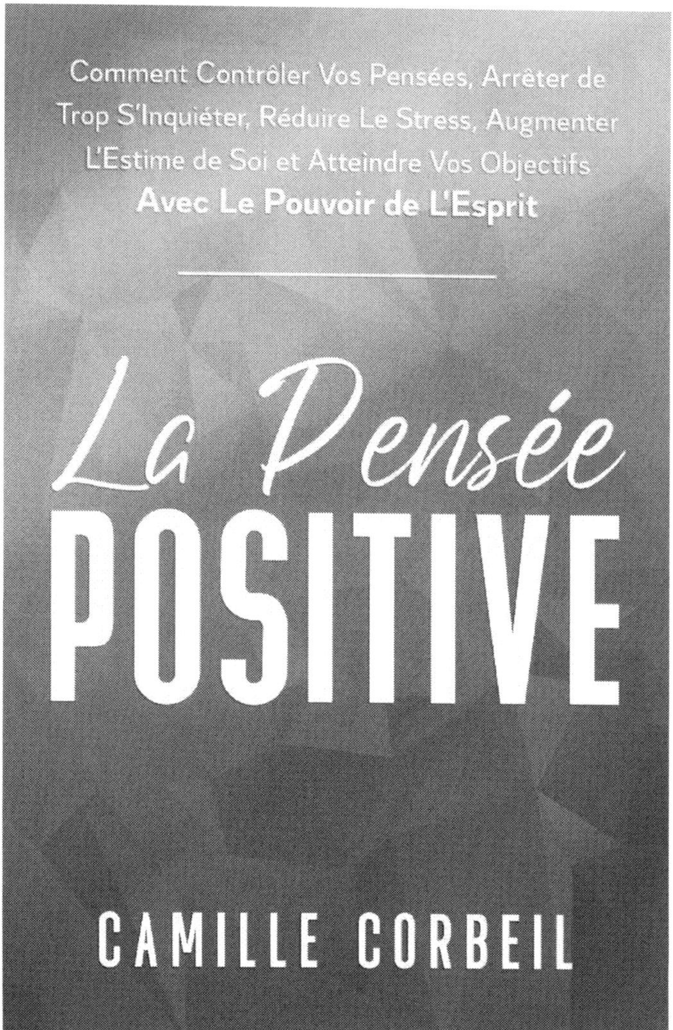

L'Intelligence Émotionnelle

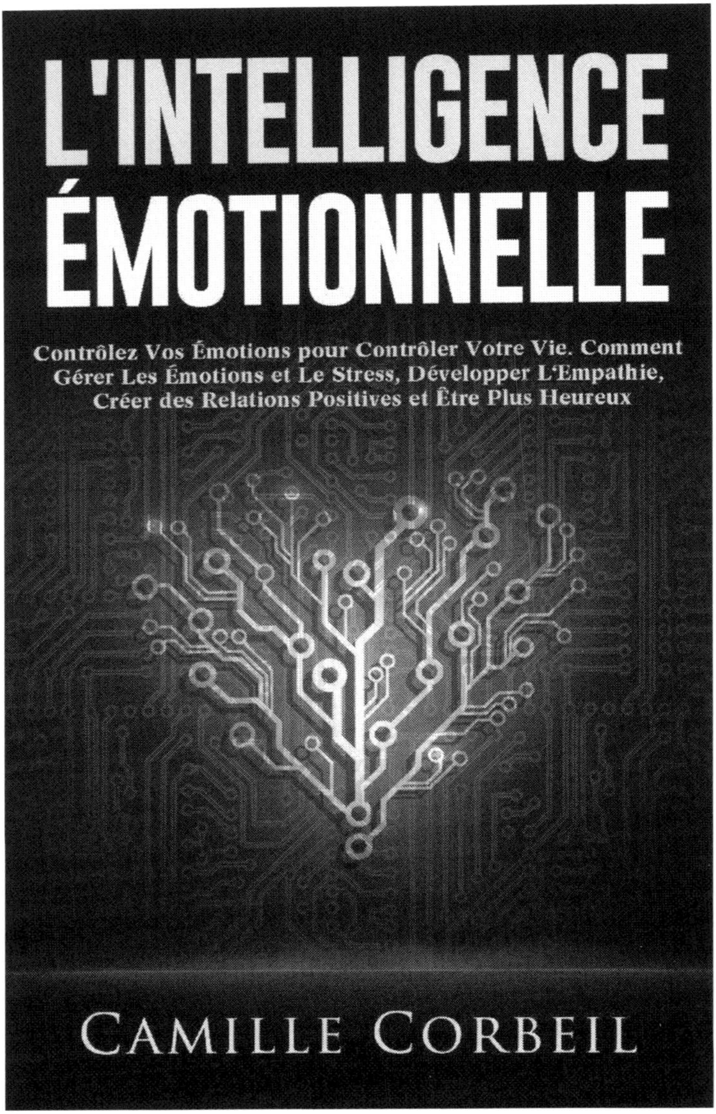

Développement Personnel

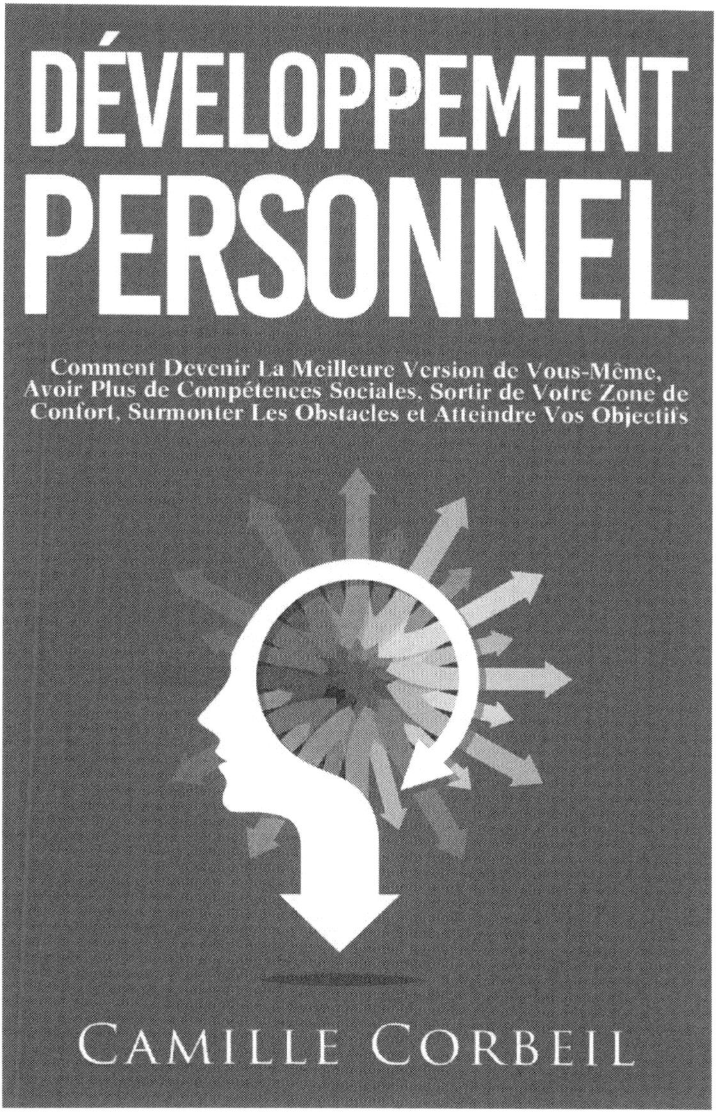

Printed by Amazon Italia Logistica S.r.l.
Torrazza Piemonte (TO), Italy

38017037R00067